全国中医药行业高等教育"十三五"创新教材

浮针医学概要

（供中医学、针灸推拿学、康复医学专业用）

主　编　符仲华
副主编　马淑然　贺青涛　李桂凤

中国中医药出版社
·北京·

图书在版编目（CIP）数据

浮针医学概要 / 符仲华主编 . —北京：中国中医药出版
社，2019.10（2020.11重印）
全国中医药行业高等教育"十三五"创新教材
ISBN 978-7-5132-5738-1

Ⅰ . ①浮…　Ⅱ . ①符 …　Ⅲ . ①针刺疗法－高等学
校－教材 Ⅳ . ① R245.3

中国版本图书馆 CIP 数据核字（2019）第 214562 号

中国中医药出版社出版

北京经济技术开发区科创十三街 31 号院二区 8 号楼
邮政编码　100176
传真　010-64405750
河北品睿印刷有限公司印刷
各地新华书店经销

开本 787×1092　1/16　印张 10.5　字数 232 千字
2019 年 10 月第 1 版　2020 年 11 月第 3 次印刷
书号　ISBN 978-7-5132-5738-1

定价　88.00 元
网址　www.cptcm.com

社 长 热 线　010-64405720
购 书 热 线　010-89535836
维 权 打 假　010-64405753

微信服务号　zgzyycbs
微商城网址　https://kdt.im/LIdUGr
官 方 微 博　http://e.weibo.com/cptcm
天猫旗舰店网址　https://zgzyycbs.tmall.com

前　言

　　《浮针医学概要》作为 21 世纪创新型教材源于浮针疗法的不断发展。浮针疗法是 1996 年符仲华博士在原广州第一军医大学发明的，至今已经 23 年。在这漫长的岁月里，通过符仲华博士的带领，以及广大浮针应用者的不断推动，浮针疗法有了不断的进步。首先，我们研究发现浮针疗法作用的实际靶点很明确，即肌肉组织，对别的组织作用不大，正因为这个特点使得浮针具有很好的诊断作用；其次，再灌注活动助力了浮针的治疗发展，两者相得益彰，天衣无缝，从而产生了很多新的观点与理论。于是，原来浮针疗法的概念已经不能涵盖现在的理论体系，鉴于此，2016 年符仲华博士在人民卫生出版社出版的《浮针医学纲要》一书，标志着浮针医学的诞生。

　　除了《浮针医学纲要》，前期还有《浮针疗法》（原人民军医出版社 2000 年）、《浮针疗法速治软组织伤痛》（原人民军医出版社 2003 年）、《浮针治疗疼痛手册》（原人民卫生出版社 2011 年）的出版，但仍不能满足广大中医药院校和临床医师需要。特别是随着浮针疗法和浮针医学的国际传播，我们急需一本满足浮针教学和临床的教材出版。基于此，本编写组在多年浮针教学与临床基础上，集思广益，编写了这本教材，希冀能帮助浮针高等教育和临床培训教学的新发展。

　　本教材主要内容分为 7 章。其中 1 ～ 6 章为总论部分，涉及绪论、浮针医学生理学基础、浮针医学病理学基础、浮针疗法的机制、浮针针具和操作方法、浮针禁忌证与适应证；第 7 章为各论部分，主要讲解浮针常见病的治疗，涉及强直性脊柱炎、类风湿关节炎、头痛、眩晕、肩周炎、颈椎病、网球肘、腰椎间盘突出症、慢性膝关节痛、踝关节扭伤、呃逆、帕金森病、面瘫、哮喘、胃痛、失眠、慢性咳嗽、乳腺增生、痛风、习惯性便秘、股骨头缺血性坏死、漏尿。

　　本教材主要特点有三：**一是浮针理论现代化。**本教材从现代基础医学的角度阐述了浮针医学的基本观点和方法，突破了以往从传统中医经络理论论述针灸治疗的原理和方法的思路，如提出患肌理论，第一、第二现场理论，扫散、再灌注活动等新理论、新概念。**二是浮针理念思维化。**本教材不仅阐述了浮针医学基本观念和方法，还突出讲解了在浮针疗法发明过程中的批判性思维，这种思维可以启迪后学者对于临床问题的探索与发现。如本教材的一些新发现，是通过浮针疗法反思腕踝针理论、中医皮部理论、针灸不得气现象等理论现象获得的。**三是图文并茂形象化。**本教材采用文字描述与彩色图片、图示结合的编写风格，语言精练，通俗易懂，图片形象生动，便于理解与实用。

基于此，本教材适用于广大在校医学生、临床医师、针灸爱好者们自学或高校及临床浮针培训教学使用。

由于浮针医学有一些全新的观念，其理论结构也与众不同，并应用了较多独有的浮针词汇，可能易使很多没有见过浮针的医学生和临床工作者陷入误区，因此，本书对浮针临床中的很多疾病治疗的具体操作方法进行了重点介绍，同时加以大量配图说明，以期帮助广大浮针初学者有一个清晰的临床思路。但书中所列举的方法，只是在临床实践中通过浮针理论演化出来的众多方法中的几个范例，大家切不可墨守成规，死记硬背。初学者们一定要在临床中理解这些操作方法的目的和思路，从而举一反三，灵活变通。

浮针疗法具有安全、简便、便宜的特点，同时，本教材介绍浮针医学更具有与众不同的特质，可以说本书是值得学界重视，值得学生、医师、针灸爱好者们认真研读和使用的。浮针医学能够通过这本教材走进校园，也得益于国家大力发展中医药的英明决策以及中国中医药出版社的大力支持。这里由衷地感谢伟大的时代！伟大的祖国！更要感谢中国中医药出版社的厚爱！

愿这浮针医学高等教育发展历程中的第一锹土能够开启未来浮针医学飞速发展的新时代！

最后用《浮针医学纲要》中的几句话作为结尾：

感谢我们的祖先，让我们具有与西方医学家不同的视角；感谢现代基础医学，让我们有方法审视祖先留下的宝贝。

《浮针医学概要》编委会

2019 年 7 月 26 日

目 录

第一章 绪论 …………………… 1

第一节 浮针的发展简史 ………… 1

一、浮针疗法的形成 …………… 1

二、浮针疗法的发展 …………… 3

第二节 浮针疗法的概念和特点 … 9

一、浮针疗法的概念 …………… 9

二、浮针疗法的特点 …………… 11

第三节 浮针医学的提出 ……… 13

一、新理论新观念 ……………… 14

二、在诊断方面的应用 ………… 15

三、再灌注活动 ………………… 15

第二章 浮针医学生理学基础 …… 16

第一节 结缔组织 ……………… 17

一、疏松结缔组织 ……………… 18

二、致密结缔组织 ……………… 21

三、脂肪组织 …………………… 22

四、网状组织 …………………… 22

第二节 皮下层 ………………… 22

第三节 皮下层和肌层的关系 …… 23

第四节 肌肉组织 ……………… 26

一、肌肉解剖 …………………… 26

二、肌肉生理 …………………… 29

三、肌力强弱 …………………… 31

四、肌肉的生长状态 …………… 32

五、肌肉与其他相关器官的关系 … 33

第三章 浮针医学病理学基础 …… 35

第一节 MTrP、患肌的由来 …… 35

第二节 MTrP、患肌的特点和临床

表现 ………………… 38

一、MTrP 与患肌主要特点 …… 39

二、患肌的临床表现与体征 …… 39

三、MTrP 和患肌的检测手段 … 42

第三节 MTrP、患肌的分类 …… 42

第四节 检查患肌的意义和方法 … 44

一、检查患肌的意义 …………… 44

二、检查患肌的方法和注意事项 … 45

第五节 传统针灸与 MTrP、患肌 … 46

第六节 MTrP 形成机制 ……… 48

第七节 以往 MTrP 的治疗方法 … 50

一、局部喷洒与牵拉 …………… 50

二、超声波 ……………………… 51

三、经皮电神经刺激 …………… 51

四、药物治疗 …………………… 51

五、注射治疗 …………………… 51

六、干针治疗 …………………… 52

第八节 再灌注活动 …………… 52

一、再灌注活动的原理 ………… 52

二、再灌注活动的基本方法 …… 53

三、再灌注活动的注意事项 …… 53

四、再灌注活动与针灸运动、拉伸的

区别 ………………… 54

第四章 浮针疗法的机制 ………… 56

第一节 浮针疗法与液晶态理论 …56

第二节 浮针疗法与引徕效应 ……57

一、循经感传和引徕效应 ………57

二、引徕效应与趋病性循行 ……58

三、循经感传的顺力循行 ………58

四、循经感传的回避效应 ………59

五、循经感传的阻拦效应 ………59

第三节 浮针疗法与神经系统的
关系 …………………60

一、关于针刺镇痛的研究 ………60

二、关于闸门学说 ……………60

第四节 浮针疗法与传统中医学 …61

一、皮肤的中医学说 …………62

二、皮部的中医理论 …………62

三、中医的近治原理 …………62

四、中医的以痛为腧理论 ………63

五、《黄帝内经》的针刺方法 …63

第五节 浮针医学的观点 ………63

一、机械力耦合和液晶态理论 …63

二、疼痛与神经之间的联系 ……64

三、浮针的引徕效应 …………65

四、浮针治疗后其他症状也改善的
机制 …………………65

第五章 浮针针具和操作方法 …… 67

第一节 针具和进针器 …………67

一、浮针的结构 ………………67

二、浮针进针器 ………………67

第二节 浮针操作方法 …………68

一、消毒 ……………………69

二、治疗 ……………………70

第三节 注意事项 ………………72

一、治疗时的注意事项 ………72

二、治疗后的注意事项 ………72

第六章 浮针禁忌证与适应证 …… 74

第一节 浮针的禁忌证 …………74

第二节 浮针的适应证 …………74

第三节 关于神经病理性疼痛 ……75

第七章 浮针的常见病治疗 ……… 78

第一节 强直性脊柱炎 …………78

一、发病机制 ………………78

二、主要嫌疑肌 ………………78

三、治疗举例与注意事项 ………79

第二节 类风湿关节炎 …………82

一、发病机制 ………………82

二、主要嫌疑肌 ………………83

三、治疗举例与注意事项 ………83

第三节 头痛 …………………83

一、发病机制 ………………83

二、主要嫌疑肌 ………………83

三、治疗举例与注意事项 ………84

第四节 眩晕 …………………87

一、发病机制 ………………88

二、主要嫌疑肌 ………………88

三、治疗举例与注意事项 ………88

第五节 肩周炎 ………………91

一、发病机制 ………………91

二、主要嫌疑肌 ………………92

三、治疗举例与注意事项 ………92

第六节 颈椎病 ………………95

一、发病机制 ………………96

二、主要嫌疑肌 ………………96

三、治疗举例与注意事项 ………97

第七节 网球肘 ………………100

一、发病机制 ………………100

二、主要嫌疑肌 ………………101

三、治疗举例与注意事项 ………101

第八节 腰椎间盘突出症 ……… 103

一、发病机制 ……………… 104
二、主要嫌疑肌 …………… 104
三、治疗举例与注意事项 …… 104

第九节 慢性膝关节痛 ………… 112
一、发病机制 ……………… 112
二、主要嫌疑肌 …………… 113
三、治疗举例与注意事项 …… 113

第十节 踝关节扭伤 …………… 119
一、发病机制 ……………… 120
二、主要嫌疑肌 …………… 120
三、治疗举例与注意事项 …… 120

第十一节 呃逆 ………………… 121
一、发病机制 ……………… 122
二、主要嫌疑肌 …………… 122
三、治疗举例与注意事项 …… 122

第十二节 帕金森病 …………… 125
一、发病机制 ……………… 125
二、主要嫌疑肌 …………… 125
三、治疗举例与注意事项 …… 126

第十三节 面瘫 ………………… 126
一、发病机制 ……………… 126
二、主要嫌疑肌 …………… 126
三、治疗举例与注意事项 …… 127

第十四节 哮喘 ………………… 130
一、发病机制 ……………… 130
二、主要嫌疑肌 …………… 130
三、治疗举例与注意事项 …… 130

第十五节 胃痛 ………………… 132
一、发病机制 ……………… 132
二、主要嫌疑肌 …………… 132
三、治疗举例与注意事项 …… 132

第十六节 失眠 ………………… 137
一、发病机制 ……………… 137
二、主要嫌疑肌 …………… 137
三、治疗举例与注意事项 …… 137

第十七节 慢性咳嗽 …………… 138
一、发病机制 ……………… 138
二、主要嫌疑肌 …………… 138
三、治疗举例与注意事项 …… 139

第十八节 乳腺增生 …………… 141
一、发病机制 ……………… 141
二、主要嫌疑肌 …………… 141
三、治疗举例与注意事项 …… 141

第十九节 痛风 ………………… 143
一、发病机制 ……………… 143
二、主要嫌疑肌 …………… 143
三、治疗举例与注意事项 …… 143

第二十节 习惯性便秘 ………… 145
一、发病机制 ……………… 145
二、主要嫌疑肌 …………… 145
三、治疗举例与注意事项 …… 146

第二十一节 股骨头缺血性坏死 … 148
一、发病机制 ……………… 148
二、主要嫌疑肌 …………… 149
三、治疗举例与注意事项 …… 149

第二十二节 漏尿 ……………… 153
一、发病机制 ……………… 153
二、主要嫌疑肌 …………… 154
三、治疗举例与注意事项 …… 154

参考文献 ……………………… 156

第一章　绪论 ▷▷▷▷

第一节　浮针的发展简史

浮针从发明到现在，历时 23 年。整个过程包括了浮针疗法的形成和浮针疗法的发展，其中浮针疗法的发展包括浮针针具的发展、浮针适应证的拓展、浮针理论的发展三部分。

一、浮针疗法的形成

浮针疗法的形成来源于传统针灸学。有着两千多年历史的传统针灸是中华民族的一项伟大发明，它以经络、腧穴、气血、补泻等基本理论为指导，通过运用针刺、艾灸等方法刺激人体一定的部位从而达到治疗和预防疾病的目的。早在《黄帝内经》时代，针灸学的理论体系已经基本形成，而《难经》以后重大的针灸理论产生不多，虽然元明时期有子午流注等创新理论的产生，但在后世应用较少。近几十年来，各种针刺方法尤其是耳针、头针、脐针、腹针、腕踝针等所谓的"微针系统"层出不穷，为现代针灸学的产生提供了一些启示，但其理论上没有突破传统的中医学框架，依然用传统中医理论解释各种针法的机制及效应。

浮针疗法与传统针灸有着密切的渊源关系，但浮针疗法的理论基础完全不同于传统针灸学的基础理论。浮针疗法来自于发明人符仲华博士对传统针灸学的长期反思，这些反思便是浮针疗法形成的萌芽。

（一）对《黄帝内经》刺法的反思

针灸学离不开经络，这是承续《针灸甲乙经》的思维模式。其实在《黄帝内经》中，有很多针刺方法都不曾提及经脉络脉。例如《灵枢·官针》有十二刺、九刺和五刺这 26 种特殊针刺方法。

其中，十二刺中的直针刺和浮刺皆属浅表进针。尤其是直针刺"引皮乃刺之，以治寒气之浅者也"，就是一种沿皮卧针直刺的方法，具体操作为先把皮肤夹起，然后针身沿皮自夹起处横针而入，适用于寒气较浅毋须深刺的疾病。大家读完本书，对照一下浮针和直针刺的操作，就会发现实际上可以认为《黄帝内经》中就已经有浮针疗法了。

不仅仅是直针刺，《灵枢·官针》还有不少关于浅刺的描述。

十二刺中的浮刺"旁入而浮之，以治肌急而寒者也"，是斜针浅刺的一种方法，浮是浅的意思，可用于治疗因寒邪而肌肉拘急的疾病。

九刺中的毛刺即类似浮针刺法，毛刺"刺浮痹于皮肤也"是应用浮浅的刺法治疗浅部的病症。

五刺中的半刺也强调了浅刺的重要性。半刺为"浅内而疾发针，无针伤肉，如拔毛状，以取皮气，此肺之应也"，所谓半刺，刺不到半分，进针快，出针快，似拔毛状，主要治疗与皮毛相关的疾病。

这26种特殊的刺法都没提到经络，都是为解决局限性病痛而制定的针刺治疗方法。因此读者们思维上不能有框框，不要以为现有的针灸学教材就是唯一标准，其实我们的祖先的智慧和思维路径远远超越现有教材。

当年符仲华博士研读《黄帝内经》刺法时，特别关注以"直针刺"为代表的浅刺法，是因为现代针灸学中有一个疗法，叫腕踝针。

（二）对腕踝针疗法中针刺仅局限于腕踝关节附近的思考

腕踝针疗法是原第二军医大学附属长海医院神经内科张心曙教授自1966年起，经过临床反复实践，于1972年创立的新疗法。这种疗法可用于治疗全身各部位的一些常见病症。腕踝针把病症表现的部位归纳在身体两侧的6个纵区内，在两侧的腕横纹上2寸和踝关节上3寸的部位各定6个进针点，以横膈为界按区对应选点，如横膈以上1区（沿着正中线两侧，包括额、眼、鼻舌、咽喉、气管、食管、心脏等）发现病痛，进针点则选在腕部上2寸处的第1点（上1点，图1–1），横膈以下的3区（胫骨前缘向内一横指处）发现病痛，进针点选在踝部上3寸处的第3点（下3点）。进针时沿皮下浅刺，要求不引起酸、麻、胀、重、痛等感觉，疼痛在腕踝关节以上，针刺方向朝上，疼痛在腕踝关节以下，针刺方向朝下。腕踝针疗法对精神科、神经科、内科、骨伤科、眼科、耳鼻喉科、口腔科、皮肤科等临床常见疾病有一定疗效，特别是对痛症的治疗有着较好的疗效。

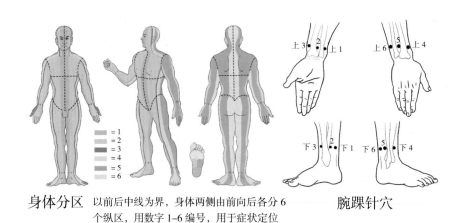

身体分区　以前后中线为界，身体两侧由前向后各分6个纵区，用数字1-6编号，用于症状定位　　腕踝针穴

图1–1　腕踝针的分区和选点

在临床实践中，腕踝针对四肢远端的痛症常有疗效，而对远离腕踝关节的病症效果差。现代解剖学和组织胚胎学并不认为腕踝关节部位和其他部位的皮下组织结构有很大

的区别，那为什么我们一定要拘泥于腕踝关节附近呢？

（三）对传统针灸中"得气"的思考

"得气"在传统针灸理论中是一个很重要的概念。"得气"一词首见于《黄帝内经》。《素问·离合真邪论》中云："吸则内针，无令气忤，静以久留，无令邪布，吸则转针，以得气为故。"也就是说，当针刺入腧穴后通过施用捻转提插等手法，使针刺部位产生特殊的感觉和反应谓之得气，也称针感。当这种经气感应产生，即得气时，医者会感到针下有徐和或沉紧的感觉，同时患者也会在针下出现相应的酸、麻、胀、重等或沿着一定部位、向一定方向扩散的感觉。若无经气感应而不得气时，医者感到针下空虚无物，患者亦无酸、麻、胀、重等感觉。

按照传统针灸理论，得气与否以及气至的迟速，不仅直接关系到针刺治疗效果，而且可以借此窥测疾病的预后。高等中医药院校《针灸学》教材也认为："一般地说，得气迅速时，疗效就好；得气较慢时，疗效就差；若不得气，就可能无治疗效果。"但是在临床上不得气而同样取效的现象也有很多，如激光治疗、电磁治疗时，患者没有得气感觉；耳针仅仅有痛感；灸疗大多仅仅有温热感。由此可以说在临床上得气或不得气都可以有效，得气并不是取得疗效的必要条件。因而符仲华博士遂提出疑问：得气是针灸临床必不可少的取效环节，还是针灸治疗时的一个伴随现象？

在需要截肢的肢体上，为探讨穴位针感的组织结构，人们在术中分别刺激血管、神经、肌肉、骨膜等组织引起了多种类型的感觉，结果表明：针刺神经干多数引起麻的感觉，刺激肌腱、骨膜多数引起"酸"的感觉，刺激肌肉多数引起"酸""胀"的感觉，而刺激血管则往往引起"疼痛"感。因此针刺到不同的组织、不同的深度，甚至不同的人就会产生不同的感觉。如果单单只用"得气"一词囊括不同感觉，容易造成对这种多样性感觉的忽视，从而导致理论过于笼统，而不具有很好的临床指导价值，甚至在一定程度上可能造成误导。皮下疏松结缔组织中的神经末梢稀少，单纯针刺皮下疏松结缔组织一般不会引起"得气"感，是不是也能取效呢？如果能取得同样或更好的疗效，就说明得气可能就是和疗效没有因果关系的伴随现象。

对上述这些针灸现象的研读和反思是浮针疗法发明的主要来源。经过符仲华博士的反复研究和实践，浮针疗法于1996年6月在广州的第一军医大学诞生了。

二、浮针疗法的发展

浮针疗法是在不断完善和发展的。它的发展主要体现在三个方面：浮针针具的更新发展、浮针治疗的适应证不断扩大以及浮针理论的不断完善。

（一）浮针针具的发展

现代医学往往是先有了理论，进而在实验室得到证实后，才有仪器或者器械的出现。这与传统针灸学器械常常出现在理论之前的发展有所不同，因此，针具的演变和盛衰对针灸学术理论的发展有导向性影响，有什么样的针具就有什么样的操作方法和理论。浮针疗法有些类似，要想使浮针疗法的理论成熟和完善，便离不开针具的创新和推广。

浮针疗法开始时使用传统针灸针具——毫针作为操作工具。以毫针作为浮针治疗的针具对于病变部位小、病痛轻的病症疗效比较确切，至少比传统针灸方法要好一些。但毫针作为浮针的工具有诸多的局限性。

1. 在病变部位大或深时，用毫针作为工具的浮针疗法效果不明显，常常需要多个毫针，甚至在多针治疗时，效果也不佳。

2. 因为浮针疗法需要较长时间留针，由金属制成的毫针留置于患者体内常常会因为身体活动等原因使针体移动造成疼痛，或刺破血管等组织。而且金属针留置于体内，会在患者心理上造成负担，不利于治疗。

3. 毫针弹性大不适于做扫散手法，而扫散手法是浮针疗法重要的治疗手段。

上述的各种因素促使了浮针针具的发明，也就是现在的软套管针。虽然现在看起来浮针针具没有什么特别奇妙的地方，但在发明之初却是花费了发明者符仲华博士很多的时间和精力。具体经过以下几个阶段才有了这个小发明。

首先，符博士想到用物理方法来达到目的，利用温度差使材料的硬度发生变化，从而达到临床要求。鉴于此，制作浮针针具的材料要符合一定的要求：在低温时坚硬，温度提高后在短时间（如半小时）内软化；对人体没有毒性、不容易引起过敏反应；价格不能太贵。但要满足上述几个要求，确实有相当的难度，而且即使把这种针具制成，为了将其很好的储存，每个使用浮针疗法的单位还必须配备冰箱。因此，在实际应用中，上述方法的可行性还不是很高。

之后，符博士认为也可以通过化学的方法达成目的，他本人试图找到一种与体内的化学成分起反应后能够软化质地的材料，便能符合使用要求。但要找到这样一种材料实在困难，因为它需要满足的要求太多：该材料及其物理或化学反应要求对人体没有毒副作用；需要有一定的硬度能够被制作成针具；价格也不能太贵。就目前的技术水平来说，还不能达到此要求。

从临床来看，如果在皮下疏松结缔组织中埋藏具有一定容积的物体即可达到浮针疗法的治疗效果，基于这点认识，以液体代替固体也不失为一个的方法。因此，在设计针具的过程中，发明者也设想过在皮下疏松结缔组织内注射一定量的液体（如葡萄糖注射液）也应该能达到治疗效果。但经过临床试用后，符博士发现这种方法并不是理想的选择，因为对于液体的流经路线和方向比较难以控制，而且液体无法改变不能反复多次牵拉皮下组织的现实。浮针疗法非常讲究行进路线和方向，并且必须要多次牵拉皮下组织，才能起到治疗效果。

经过多次的研究与摸索，符博士发现制作浮针针具的材料需要有两种复合的功能：一种功能是有一定的硬度，能够迅速穿透皮肤，并且能够人为的控制其行进方向和速度；另一种功能是需要有较好的柔软度，能够在体内较长时间留置而不致引起异物感。发明者考虑到分别达到这两种功能的材料在医学上都已经有广泛的运用，而且价格都不是太高，因此符博士从寻找单一材料的方法转向了采用复合材料的办法解决问题，即采用多种材料分别去满足浮针临床治疗的需求，于是便发明了现在的浮针：主要结构为软套管和套于其中的实心不锈钢针芯，前者有较好的柔软度，而后者有足够的硬度。

1997 年 11 月符博士按照这种复合方案请厂家手工制作了第一套浮针针具，并于同年 12 月 12 日同时申请了国家实用新型专利和发明专利。1998 年 7 月 8 日国家专利局将这项发明向社会各界公开，1999 年 5 月 12 日正式获取国家实用新型专利，2002 年 8 月 7 日发明专利被国家知识产权局正式批准（图 1-2）。

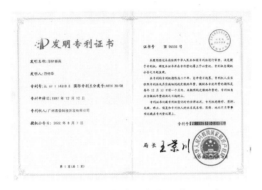

图 1-2　浮针的第一个发明专利证书

经过符仲华博士不断地创新和完善，迄今为止一共有五代浮针面市。

1. 第一代浮针（FSN1.0）（图 1-3），于 1997 年发明。

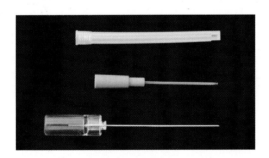

图 1-3　FSN1.0

2. 第二代浮针（FSN2.0）（图 1-4）于 2003 年发明，在第一代浮针的基础上改进了针座太短操作不方便的缺点。

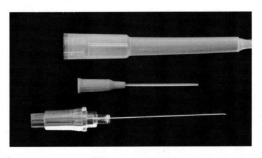

图 1-4　FSN2.0

3.第三代浮针（FSN3.0）（图1-5）于2006年发明，改进了关于第二代浮针存在的问题：扫散时针尖漏于外，容易刺痛患者。

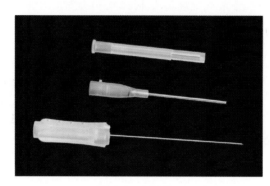

图1-5　FSN3.0

第三代浮针优势：①在针座上开了凹槽，管座上有相应的突起，这样便于扫散时针尖可以缩回到软套管内。②针座截面改为方形，这样在桌面上不容易滚动。③针座的一面设有多个圆形隆突，该面与针尖的斜坡一致。

4.第四代浮针（FSN4.0）（图1-6）于2007年发明。FSN4.0是在第三代浮针的基础上进行了进一步改进：①在针座的凹槽里设置了横向卡口，管座上有相应的突起，这样扫散时针尖可缩回到软套管内的位置，被牢牢固定，不再上下移动。②保护套管与管座等采用有色材料制造，易与床单等识别。

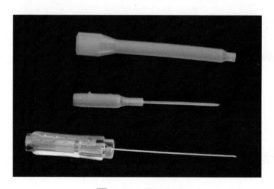

图1-6　FSN4.0

5.第五代浮针（FSN5.0）（图1-7）于2016年3月问世。FSN5.0解决了第四代浮针的问题：在扫散时针芯和软套管之间容易不自觉地分离，从而造成软管有被针尖刺破的风险。

（二）适应证的拓展

自1996年浮针发明以来，浮针的适应证便不断地被拓展，这个拓展过程大致上可分四个阶段。

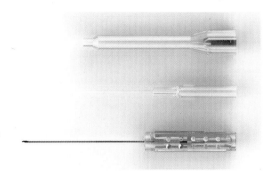

图1-7 FSN5.0

第一阶段，治疗四肢部位的软组织伤痛。

浮针治疗的第1例病例是在广东增城医疗门诊就医的一位网球肘患者，并取得了非常好的疗效，由此促成了浮针的诞生。在此后的广东增城医疗门诊中，很多四肢部伤痛的病例就是用浮针疗法来治疗的，涉及的病种有网球肘、高尔夫球肘、桡骨茎突狭窄性腱鞘炎、屈指肌腱鞘炎、冈上肌肌腱炎、慢性膝关节炎、跟腱炎。这些病痛病理变化相对简单，范围局限，运用浮针疗法治疗几次便能取得很好的疗效。

第二阶段，治疗颈肩腰背痛。

我们在发现浮针疗法对四肢部的一些局限性病痛有明确效果后，并没有过多期望浮针也可以对颈肩腰背痛这些复杂的病种产生明显的效果，因此在浮针发明之初，并没有将浮针运用到这些复杂的疾病上来。这种状况一直持续了几个月，直到有一天一位万般无奈的颈椎病患者用了浮针治疗后，居然效若桴鼓，这情况才得以改变。在这个病痛得到确切疗效后，浮针便开始涉猎颈肩腰背痛，结果获得了较以往更满意的治疗效果，因而其治疗的主要病种又进一步扩展到了包括急性腰扭伤、落枕、慢性腰椎退行性病变、颈椎病等。无论是即时疗效还是远期疗效，这些病痛用浮针治疗的效果都要比传统针灸方法好。

第三阶段，治疗内脏痛。

人们常常被自己的思想框框所束缚，原先以为浮针疗法因为针刺部位浅，主要适应于软组织伤痛等病变部位轻浅的病症，而对于内脏病变等深层次病变所引起的疼痛，浮针疗法就不会有很好的治疗效果，直到一位家住四川泸州70岁高龄的针灸专家胡界西先生于1998年1月12日来信告知，他不但用浮针方法治疗了10余例颈肩腰背痛患者，还治疗了1位急性阑尾炎患者。这位老先生在信中写道："我在中医药信息报上看见了你发明的浮针疗法止痛的新方法，我一共试治了10余人其中包括肩周炎、风湿性腰痛、肾虚性腰痛、骨质增生性腰痛等病症，其止痛效果都很好。最近我治好了1例急性阑尾炎患者，该患者经过医院检查已通知住院手术，但患者惧怕开刀来我处求治。我就用浮针在其病痛处上下左右各一针，进针后疼痛停止，留针4小时起针后患者就可以独自走路回去了。3天后随访，患者经检查发现病已痊愈。"经过这位老医师的提醒，浮针才开始被应用到包括急性胃炎、泌尿系统结石、癌性疼痛等内脏疾病的治疗中，并取得了很好的效果。不久后刘宝华等医师在杂志上发表文章报道了他们用浮针疗法成功地治疗了胃脘痛，这使我们的工作得到了进一步的证实。

第四阶段，治疗头面部疼痛和非疼痛性疾病。

随着内脏病痛成为浮针疗法的适应证之后，浮针被发现可以应用于头面部的颞颌关节痛、慢性紧张性头痛等病症。

浮针开始主要被用于疼痛的治疗上，主要根据以下几个原因：①疼痛是临床上最常见的症状，很大一部分的患者都因为疼痛来看病。②受到针灸研究中"针灸麻醉"或"针刺镇痛"等理论的影响。随着浮针临床的不断实践，渐渐发现浮针疗法也能用于治疗非疼痛性的疾病，例如慢性咳嗽、哮喘急性发作、局限性麻木、喑哑等病症。

2003 年之前，浮针在适应证的开拓上一直处于盲目的状态，见到局限性的病症，只要条件适合就可以去试试，没有进行特别研究总结。后来符仲华博士在南京大学攻读博士学位时，接触了大量现代医学理论和实验方法，逐渐地明白了浮针疗法和其他药物疗法的一些原理。基于这些知识的认识，他本人拓展适应证相对来说就有的放矢了。

现在判断一个病症是不是浮针疗法的适应证，所用的标准便是在短时间内能不能迅速有效。如果使用浮针治疗不能在治疗时间内当场有效，就认为该病症暂时不是浮针疗法的适应证，这也是评价浮针适应证的金指标。

（三）浮针理论的发展

任何一种治疗方法都有着与之相应的理论基础，浮针疗法也不例外。一般理论基础包括生理学基础和病理学基础，也就是一种治疗方法之所以可以治疗疾病的机制。

关于生理学基础，浮针从发明之初就重视皮下疏松结缔组织的作用。因为浮针疗法最初的发明来源于传统针灸学，在符仲华博士早期的著作中就已经着重提到了皮下疏松结缔组织。随着国内外科研水平的不断提高，越来越明确了疏松结缔组织在针刺中的作用。因此，目前认为浮针疗法的生理学基础主要是疏松结缔组织。

关于病理学基础，从浮针发明到现在主要经历了三个阶段。

第一阶段，痛点（tender point）。

在浮针发明之初，大部分理论来源于传统中医学，对于进针部位的选择，主要是由病痛部位决定，包括患者主诉的疼痛部位和医师的压痛部位，这在符仲华博士的第一本著作《浮针疗法》（2000 年原人民军医出版社）中就有体现。之后所著的《浮针疗法速治软组织伤痛》（2003 年原人民军医出版社）中，提到的软组织伤病的理论，其病变部位多指软组织病变。

第二阶段，肌筋膜激痛点（myofascial trigger point，MTrP）。

刚发明浮针疗法的时候，发明者本人还没有了解到 MTrP，随着对浮针疗法研究的不断深入，以及对 MTrP 的不断了解，他越来越认识到 MTrP 是浮针疗法的核心环节。在经过多年的临床观察、研究总结，符博士发现：MTrP 是临床慢性疼痛的主要原因，浮针疗法和其他外治疗法能够影响机体的主要环节是 MTrP。

MTrP 是引起慢性疼痛的主要原因，93% 以上患者的疼痛多于其相关，并且是引起 85% 患者疼痛的唯一原因。在 MTrP 的经典著作 *Myofascial Pain and Dysfunction: The Trigger Point Manual* 中，将 MTrP 定义为"位于肌肉组织内可被触知的紧带区的小节中，是一个高度容易激发的、极端敏感的触痛点"。在这个阶段，符仲华博士又出版了《浮针疗法治疗疼痛手册》（2011 年人民卫生出版社）。这本书标志着浮针医学理论的初步形成。

第三阶段，患肌（tightened muscle）。

患肌的概念是经过对 MTrP 理论的长期思考，于 2014 年 12 月 12 日提出的。为什么不直接使用 MTrP 提法，而使用患肌的概念？主要是因为以下几点：①肌筋膜这个词汇所指的组织不是很清楚，筋膜、肌腱、韧带、肌肉都被认为是肌筋膜。②只有肌肉中的肌腹才有收缩功能，筋膜、肌腱都不可能有主动的收缩的功能。③临床上触摸 MTrP 的时候，往往没有"点"的感觉，而是片状、带状、圆状等感觉。

因此，相对于 MTrP 理论，"患肌"这个词不但明确了病理学载体而且指明了肌肉在其中的作用。临床中可以直接通过触摸查找"功能性病理改变的肌肉或肌肉中不正常的部位"，而不是一味地寻找"点"。所以说，在浮针医学中建议使用患肌这个概念。简而言之，患肌就是存在一个或多个 MTrP 的肌肉。

第二节 浮针疗法的概念和特点

一、浮针疗法的概念

浮针虽然来源于传统的针灸学理论，但是无论是从理论上还是操作上多与传统的针灸有很大区别。此外，浮针已经与现代生理学、病理生理学和组织胚胎学等学科紧密衔接。有很多西方专家认为浮针是一种现代干针疗法（dry needling）。但是严格讲浮针并不同于西方的干针疗法。干针疗法是在注射治疗的基础上发展起来的一种疗法，这种疗法用不含注射液的注射针或者针灸针，重复扎入肌肉的肌筋膜激痛点（MTrP），诱发局部抽搐反应，从而降低 MTrP 的活性。

浮针不同于传统针灸和西方干针，并与两者存在很大区别，而这些区别正好揭示了浮针背后的重要机制，而且对这些区别的研究将为疼痛医学开启一扇新的大门。这些区别具体见表 1-1。

表 1-1 传统针灸、西方干针、浮针疗法的比较

	传统针灸	西方干针	浮针疗法
针刺部位	穴位	肌筋膜激痛点	肌筋膜激痛点周围正常组织
作用层次	肌层	肌层	皮下疏松结缔组织
治疗中反应	得气	局部抽搐反应	力求无痛无刺激
再灌注活动	时有简单的肢体活动	无法进行	充分进行

浮针疗法的概念随着浮针的不断发展，浮针理论观念的不断更新，也有了它新的内涵和界定。以往浮针疗法的概念是运用一次性浮针针具，在局限性病痛周围或邻近四肢的皮下组织进行扫散手法的针刺活动。最新的浮针疗法概念为了更方便不同临床医师的理解和使用，提出了两个非常重要的概念，这两个概念分别适合于中医学界与康复学界这两个不同的医学领域。

对于中医学界，浮针疗法的概念可以定义为：浮针疗法是用一次性的浮针针具在皮下层大面积扫散，通过通筋活络，激发人体自愈能力，从而达到不药而愈的目的，主要用于治疗筋脉不舒、血滞不通所导致的颈肩腰腿疼痛和一些内科、妇科杂症。

对于西医学界，浮针疗法的概念可以定义为：浮针疗法是用一次性浮针等针具在引起病痛的患肌（在放松状态下，全部或者部分依旧处于紧张状态的肌肉）周围或邻近的四肢进行的皮下针刺，是一种非药物治疗方法。

简而言之，对浮针疗法的理解就是根据病情诊断患肌，对准患肌皮下进针扫散，在浮针扫散的过程中配合再灌注活动。那么什么是患肌，什么是再灌注活动，什么是皮下组织扫散？如果能够透彻理解了这三大理论概念，也就能透彻理解浮针疗法了。

患肌（tightened muscle）是浮针发明人符仲华博士提出的概念，其含义是：存在一个或多个肌筋膜激痛点（MTrP）的肌肉。也就是在运动中枢正常的情况下，当肌肉放松时，目标肌肉会全部或一部分处于紧张状态，该肌肉就叫患肌。患肌是浮针治疗的靶点。

皮下进针扫散指的是将浮针对准患肌，在患肌周围皮下组织内水平进针后，将针体左右摆动的系列动作。扫散动作是浮针疗法的鲜明特色，主要体现在：第一，在患肌周围正常组织进针；第二，仅在皮下组织水平进针；第三，针体仅在皮下疏松结缔组织内左右摆动。很多专家认为浮针扫散是剥离软组织，其实这是种误解，其因有三：第一，浮针操作的组织都是正常的组织，并不存在粘连；第二，浮针是针具，并非刀剑之物，具有切割作用，对筋膜很难产生分离的效果；第三，实际上，浮针仅仅对皮下组织进行了牵拉。

再灌注活动（reperfusion approach）是从浮针操作过程中的辅助手法延伸而来的，是对浮针操作的重要补充。再灌注活动是浮针发明人符仲华博士在《浮针疗法治疗疼痛手册》中提出来，并应用于临床。再灌注活动概念的提出是无意之得，起初是为了舒缓扫散时颈椎病患者的紧张情绪，在患者前臂进针后，医师边扫散边活动上肢。结果发现，对于相同的疾病，活动上肢比不活动上肢起效更快。由此，符仲华博士在联想到MTrP能量危机假说中提出的缺血状态，猜想活动时针刺疗效的提高与组织缺血的改善有关。患者用力活动使得患肌向心收缩或离心收缩，患肌局部或周边的动脉压力增加，然后迅速舒张患肌，这样使得患肌血流的速度较平常大幅度增加，流经范围也进一步扩大。这种治疗方法通过患肌主动或者被动地收缩有利于改善患肌的缺血状态，促进了患肌的自我修复，因此叫作再灌注活动。

二、浮针疗法的特点

浮针疗法与其他非药物的外治方法比较，有其自身的特点。这些特点主要包括操作特点、疗效特点和诊断特点。

（一）操作特点

1. 按病变部位选进针点

浮针疗法来源于传统中医学，却不拘泥于传统中医学，并不依赖于如经络理论、腧穴理论、补泻理论的传统针灸理论指导。浮针疗法进针选点主要是根据病变所在部位、范围的大小来选取，与传统针灸理论根据疾病的性质，按照经络腧穴的特点选取进针点有着很大的不同。

2. 在病变周围进针

很多外治法的作用点在病变局部，如外敷膏药、局部封闭、拔罐疗法、干针疗法（dry needling）等，而浮针疗法的作用部位在病变周围，针尖并不达到病所（图1-8），有时甚至可以相隔较远，如腰臀部的病痛可在小腿或大腿进针。这是浮针疗法与传统针灸学的"以痛为腧"理论及阿是穴疗法不同之处，同时也是浮针疗法机制研究的难点和重点所在。

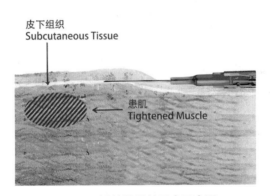

图 1-8　浮针的进针层次示意图

3. 皮下浅刺

传统针刺疗法和干针疗法大多要深达肌肉层，浮针疗法所涉及的组织仅是皮下组织（主要是皮下疏松结缔组织，图1-8）。传统针刺的提插捻转等手法和干针针刺刺激涉及多个层次包括皮肤、皮下组织和肌肉等，而浮针主要针对单层次即皮下组织层。

4. 不要求"得气"和"打跳"

在传统针灸中，得气是临床取效的一个重要手段和标志，所以在临床上大多数针灸医师追求"得气"，通过捻、转、提、插、摇等手法催气或候气，一定要得气而罢休。而在干针疗法中，"打跳"是针刺引发肌肉局部抽搐反应的通俗称法，是干针疗法中取得疗效的重要环节。浮针疗法要求却与前两者相反，不但要避免患者有酸、胀、重、麻、沉等得气感，还要防止局部抽搐反应感的出现。浮针医学要求医师持针的手应有松软无阻力的感觉。

5. 留管时间长

传统针灸学，特别是古籍中较少提到留针的时间问题。只是在《黄帝内经》中的《灵枢·官针》篇中论及报刺的时候提到这个问题："刺痛无常处也，上下行者，直内无拔针，以左手随病所按之，乃出针，复刺之也。"近代以来，留针（留管）得到了针灸学界的重视，但传统针刺方法留针时间多在15～30分钟，很少超过60分钟。而浮针疗法可以较长时间留置针管，多归于浮针针具的特殊性，其留管过程中患者没有不适感觉，甚至不会注意到针管的存在。

6. 扫散是重要环节

扫散动作是进针完毕后针体左右摇摆如扇形的动作，是我们在临床实践中不断改进和完善的产物，更是浮针疗法区别于其他所有非药物侵入性疗法的一个重要特点。有无扫散动作，或扫散完成得好坏，常常是影响疗效的直接原因。

（二）疗效特点

我们经过20多年的临床实践观察，发现浮针疗效确切并有如下特点。

1. 取效快捷

治疗疼痛患者时，浮针医师可以在进针完毕或扫散完毕即可收效，特别对于急性病痛患者，其取效速度甚至快于麻醉。

2. 预判病情

浮针疗法的重复性很强，可以在重复治疗的过程中判断疾病发展的趋势，因而对于浮针的适应证，医师用浮针疗法时对预后的把握应当远远好于一般方法。

3. 少针少痛

对于同一区域或者相关区域的多处病痛点，浮针疗法常常不需要针刺每一个点，只要用少量进针点就可以缓解多处病痛，尤其是一个区域或者邻近区域的病痛。相对于传统针灸用很多穴位，浮针进针点少，因而刺痛的发生也相对少。

4. 体位不拘

鉴于部分患者存在只有在站立或者其他特殊体位时才能引起病痛的情况，浮针医学可以对其在站立或者特殊体位时进行治疗。浮针疗法不深入肌肉并且只用1～2个进针点，因而在治疗中还可以边操作边活动病变关节和肢体。

5. 安全无毒

浮针疗法不但没有药物治疗的毒副作用，而且因其针体仅在皮下，传统针灸引起的断针、滞针现象不会存在。

6. 节省空间

浮针疗法留管期间患者可以自由活动，不需要像传统针灸疗法那样在治疗床或椅上留针，所以治疗场所的空间利用率较高。

7. 费用较低

浮针疗法治疗次数较少，虽然一次的治疗费用要比传统针灸疗法贵，但总体上要节省费用，极端点说同一种病痛浮针治疗一次而传统针灸可能要治疗 10 次左右才能达到与其相同的疗效，如此便可以使浮针疗法的费用大幅度减少。当然如果浮针与手术相比治疗同样的疾病，费用低廉的优势就更加明显。

（三）诊断特点

浮针不但是治疗工具，在熟练的医师手上也可作为诊断工具，因为浮针疗法有三个特点：①当场有效。浮针疗法治疗时人体反馈速度非常快。②创伤极小。无副作用的诊断性治疗可以被患者和医师接受，也不会对人体遗留潜在的影响干扰之后的病情判断。③主要应用于肌肉功能性病变及与其相关的病痛，对其他组织影响的速度慢或者没有影响。

浮针疗法的诊断价值主要体现在以下两种情况：①诊断性治疗。当诊断的证据（临床症状、体征和生化检查）不足，或者现有的证据不足以形成证据链时，浮针疗法往往有很大用处。例如我们常常不能很确定某个人的眩晕是否由于颈椎病所造成的，这时可以在相关肌肉（多为胸锁乳突肌和斜角肌）进行治疗，根据眩晕是否当场有变化就可以进行诊断。②治疗中诊断。很多软组织病痛没有明显的原因，我们是可以先进行治疗，如果治疗后症状明显好转，那么诊断就可以更加明确，如果治疗 3 ~ 5 次后病痛依旧明显，我们就应该审视先前的诊断是否存在着错误。例如腰背肌筋膜疼痛，如果当时效果不好，就需要进行进一步的检查，如果当时有效，但治疗后半天复发，并且通过 3 次治疗，总体没有改善，这时就需要怀疑是否是其他因素如慢性感染、慢性免疫性疾病引起的肌筋膜疼痛。

第三节　浮针医学的提出

浮针在发明之初，仅仅是一种治疗病痛的手段，随着浮针的不断发展，浮针拥有了新的内容，仅仅用以往的浮针疗法的概念已经不能满足阐释浮针理论的需求，所以符仲华博士在 2016 年 10 月提出了"浮针医学"这个概念。为什么要提出浮针医学这个概念，理由有三（图 1-9）。

第一，浮针已经有了大量的新观念、新术语出现，成为了一门独特的医学理论。

第二，浮针不仅仅可以用于治疗，也常用于诊断和鉴别诊断。

第三，在浮针操作时，再灌注活动已成为浮针疗法不可或缺的好搭档。

因此，浮针疗法已经不是传统意义上的浮针疗法。用浮针疗法这个概念不足以囊括浮针的特征，所以符博士提出了"浮针医学"这个概念。现就对本概念所包含的内容简述如下。

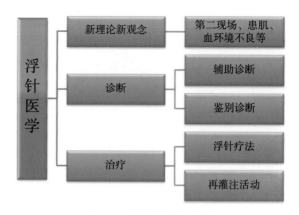

图 1-9　浮针医学组成部分

一、新理论新观念

(一) 患肌

患肌（tightened muscle）概念如前所述其含义是：存在一个或多个肌筋膜激痛点（MTrP）的肌肉，也就是在运动中枢正常的情况下，肌肉放松时，会出现全部或一部分处于紧张状态的肌肉，该肌肉就叫作患肌。患肌也是浮针治疗的靶点。

(二) 第一现场、第二现场

浮针治疗过程中常常需要反复思考和推敲搜寻证据，查找源头，如同警察破案一样。第二现场就是借鉴警察办案时常用的词，指的是患者出现症状或者主诉所在的位置，但这个位置并非真正的病变部位。例如绝大多数的局限性麻木、水肿、畏寒、部分疼痛，都是由于其他部位的肌筋膜功能性病变引起（这个提法是 2015 年 2 月符博士在广州省中医院带教期间想到并提出的）。根据第二现场的概念特点，第一现场特指引起其他部位出现临床症状的原发部位，通常在肌肉的肌腹部位。

(三) 血环境不良

对于浮针的适应证，尤其是慢性疼痛类疾病，多数专家对这些病的病因病理的理解多着眼于骨性变化或神经病变，如骨科医师过多地专注于骨骼，总是试图从骨骼影像学变化中寻找蛛丝马迹；麻醉专业的医师大多从神经和药理的角度理解这些病症。与上述各类认识不同，浮针医学认为，肌肉的病变常常是引起这些病痛的直接原因。

肌肉的血供很丰富，正常的血液供应是肌肉从病理状态恢复到生理状态的一个关键环节。如果血液本身不正常或者血液中所含的营养物质不够，就会大大延宕肌肉恢复速度。

2016 年初，广东省中医院孙健主任建议用"血环境不良"来概括血液的状态与疾病恢复之间的关系。血环境不良（unhealthy blood environment）是指因为血液成分异常和营养物质不足，促使慢性病痛恢复速度变慢的情况。

二、在诊断方面的应用

在适应证的探索中，我们判断一个病症是不是浮针疗法的适应证，所用的标准是在短时间内能不能迅速起效。如果不能在治疗时间内快速起效，我们就认为该病症暂时不是浮针疗法的适应证。换而言之，即时效果是验证浮针适应证的金标准。

迄今为止，我们可以肯定的是浮针确实对功能性病变的肌肉组织有效，而是否对上皮组织、结缔组织、神经组织有直接的治疗作用还不得而知，尤其是对于成年人而言，几乎很难明确浮针对这些组织的作用，也就是说，浮针对皮下疏松结缔组织进行机械力干预并不是对疏松结缔组织本身有治疗作用，而是通过其对肌肉组织产生的影响而实现治疗的目的。换句话说，凡是与患肌相关的病症都可以尝试列为浮针疗法的适应证，然后使用浮针金标准进行验证。

如前所述关于浮针的三个特点决定了它诊断性治疗的作用，因而浮针在诊断、辅助诊断、鉴别诊断中具有很大优势。

（一）辅助诊断

当我们临床上使用浮针治疗疾病时，如果出现即时效果或初期效果很好，但患者的病情出现反复或者疗效时好时坏，恢复时间比预期要慢的情况时，往往说明患者可能同时存在其他问题，或者其他疾病，比如慢性感染、感冒发烧、甲状腺功能减退、血糖异常、关节积液、贫血、维生素与矿物质的缺乏等。这时候，临床医师需要暂停浮针治疗，建议患者做相应的实验室检查辅助诊断，当检查结果明确相关问题后，应当先处理这些问题，再继续进行浮针治疗。

（二）鉴别诊断

疼痛只是一种临床症状而不是一种疾病，很多疾病可以以疼痛为先发症状，比如脏器破裂出血、肿瘤转移占位、严重感染等都会引起疼痛表现。浮针不能抗感染，不能治疗癌症，不能治疗免疫系统的疾病，更不能治疗实质脏器的破裂损伤和占位。这时候，浮针诊断性治疗的特点是鉴别单纯性疼痛与其他问题所引起的疼痛的良好手段。

三、再灌注活动

浮针医学的治疗部分包括浮针疗法和再灌注活动。在浮针操作时，再灌注活动已成为浮针治疗不可或缺的部分。

前文已经述及再灌注活动（reperfusion approach）是从浮针操作过程中的辅助手法延伸而来的，是浮针操作的重要组成部分。其理论是根据血液再灌注生理现象提出来的。再灌注活动泛指通过适量、有针对性的外力或者患者自己的力量，持续地、重复地舒张和收缩局部肌肉或者相关联的肌肉，从而使得局部肌肉或者相关关节的血液充盈，使微循环得到改善，帮助身体缺血的组织恢复到正常状态的活动方法。

第二章　　浮针医学生理学基础 ▷▷▷▷

关于针刺的深度或者层次，以往在中医针法和西方的干针（dry needling，有深干针 deep dry needling 和浅干针 superficial dry needling 之别）等诸多针法中，都仅仅分浅刺和深刺。这些针法都只关注深浅，不关注层次，而且几乎没有一个针法对于针刺到哪种组织学予以明确。

符仲华博士经过多年的针灸临床实践和教学实践，发现多数针刺研究只是针对针刺的部位（穴位或者特定的部位），而对针刺所涉及的不同层次，如表皮、真皮、皮下组织、肌肉、骨膜等却没有予以重视。因为符博士奉行"研究工作简化原则"（所谓简化原则，就是在研究工作中，涉及因素越单一越容易得出正确结论，无论是物理学还是医学都是这样），所以符博士的浮针研究只专一地研究单一层次。

20 多年来浮针有了很大发展，很多具体操作都有了不少变化，但对于操作机制的研究，符博士都始终紧盯着单一的层次。这种紧盯单一层次的做法为后面的科学理性思维的树立和稳定的发展营造了良好环境，促进了浮针医学的完善与提高。此外，2000年以后的西方医学关于皮下疏松结缔组织（subcutaneous connective tissue）的各种研究成果给浮针以强大的理论支持，为浮针治疗奠定了更科学的生理学基础。

本章就浮针治疗相关的生理学思考和研究进行讨论，有些内容已经成熟，有些还有待完善，谨供广大读者借鉴和思考。

通过浮针的概念我们了解到，浮针与传统针灸和西方干针在针刺部位和层次上有显著区别。无论是传统针灸还是西方干针，针刺的部位都是已经发生病理改变的地方，而浮针针刺的部位常位于正常部位，多在病痛部位的周围，与病痛部位有一定的间距。传统针灸和西方干针常常深入肌层进行刺激，而浮针仅仅作用于皮下组织，并不刺激肌层。

浮针既不刺激病灶也不刺激肌层，那么浮针是如何取得治疗效果的呢？ 2001 年美国佛蒙特大学 Helene M. Langevin 等人通过对传统针灸针刺手法干预后的各层组织形态学的变化进行了研究，发现针刺后改变最大的不是表皮、真皮，也不是肌层，而是皮下组织。进一步结合现代关于疏松结缔组织的研究和浮针的临床实践，浮针医学认为结缔组织的重要性可能被医学界大大低估了，因此在学习浮针疗法前，我们必须要对结缔组织的解剖学和生理学有所了解。

第一节 结缔组织

结缔组织（connective tissue）由细胞和大量细胞外基质构成。结缔组织的细胞外基质包括丝状的纤维、无定形基质和不断循环更新的组织液。细胞散居于细胞外基质内，无极性分布。

结缔组织均起源于胚胎时期的间充质（mesenchymal），间充质由间充质细胞（mesenchymal cell）和大量的无定型基质构成。间充质细胞呈星状，细胞间以突起相互连接成网，核大，核仁明显，胞质弱嗜碱性（图2-1）。间充质细胞分化程度低，增殖分化能力强。在胚胎时期能分化成多种结缔组织细胞、内皮细胞、平滑肌细胞、血细胞等。成体结缔组织内仍保留少量未分化的间充质细胞。

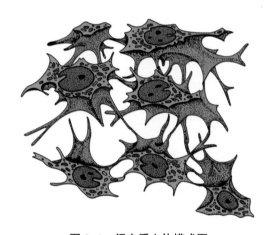

图 2-1　间充质立体模式图

广义的结缔组织包括松软的固有结缔组织、较坚固的软骨与骨和液状的血液、淋巴。一般所说的结缔组织是狭义的，仅指固有结缔组织（connective tissue proper），按其结构和功能的不同分为疏松结缔组织、致密结缔组织、脂肪组织和网状组织（图2-2）。

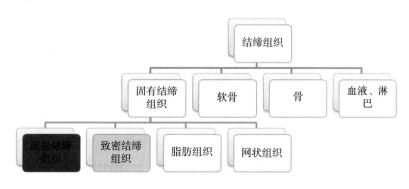

图 2-2　结缔组织分类

一、疏松结缔组织

疏松结缔组织（loose connective tissue）又称蜂窝组织（areolar tissue），是浮针疗法所涉及的主要对象，或者说是靶组织。浮针医学认为浮针疗法几乎所有的现象都与疏松结缔组织密切相关，甚至大部分外治疗法都可能通过疏松结缔组织起到作用。

疏松结缔组织的特点是细胞种类较多，纤维较少，排列稀疏（图 2-3）。疏松结缔组织在体内分布极为广泛，位于器官之间、组织之间乃至细胞之间，并且几乎影响到人体所有的器官、组织乃至细胞，具有连接、支持、防御和修复等功能。疏松结缔组织组成如图 2-4。

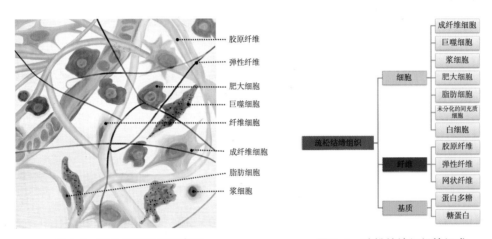

图 2-3　疏松结缔组织示意图　　　　图 2-4　疏松结缔组织的组成

（一）细胞

疏松结缔组织的细胞种类较多，其中包括成纤维细胞、巨噬细胞、浆细胞、肥大细胞、脂肪细胞、未分化的间充质细胞。此外，血液中的白细胞，如嗜酸性粒细胞、淋巴细胞等在炎症反应时也可游离到结缔组织内。各类细胞的数量和分布随疏松结缔组织存在的部位和功能状态而不同。

1. 成纤维细胞（fibroblast）

成纤维细胞（又称纤维母细胞）是疏松结缔组织的主要细胞成分。成纤维细胞细胞扁平，多突起，成星状，胞质较丰富呈弱嗜碱性。胞核较大，扁卵圆形，染色质疏松，着色浅，核仁明显。成纤维细胞的分泌物构成疏松结缔组织的纤维和无定形基质。此外该细胞还可分泌多种生长因子，调节各种细胞的增殖与功能。

成纤维细胞处于静止状态时，称为纤维细胞。细胞变小，呈长梭形，胞核小，着色深，胞质内粗面内质网少、高尔基复合体不发达。在一定条件下，如创伤修复，结缔组织再生时，纤维细胞又能转变为成纤维细胞。此外，成纤维细胞也能分裂再生。

成纤维细胞常通过基质糖蛋白的介导附着在胶原纤维上。在趋化因子（如淋巴因子、补体等）的吸引下，成纤维细胞能缓慢地向一定方向移动。

有人对成纤维细胞进行过有关针灸学的实验，发现穴位处的基础物质都是一类生物进化历程中最早出现，分化水平最低的结缔组织以及连同它内部固有的两种细胞：未分化的间充质细胞和成纤维细胞（后者由前者分化而成，又是胶原蛋白和基质的直接生产者）构成为生物机体中不可缺少的重要组成部分。

2. 巨噬细胞（macrophage）

巨噬细胞是体内广泛存在的具有强大吞噬功能的细胞。在疏松结缔组织内的巨噬细胞又称为组织细胞，常沿纤维散在分布，在炎症和异物等刺激下活化成游走的巨噬细胞。巨噬细胞形态多样，随功能状态而改变，通常有钝圆形突起，功能活跃者，常伸出较长的伪足而形态不规则。巨噬细胞核较小，呈卵圆形或肾形，多为偏心位，着色深，核仁不明。其胞质丰富，多呈嗜酸性，含空泡和异物颗粒。电镜下，细胞表面有许多的皱褶小泡和微绒毛。巨噬细胞是由血液内单核细胞穿出血管后分化而成，此时细胞变大，线粒体及溶酶体增多，黏附和吞噬能力增强。在不同组织器官内的巨噬细胞存活时间不同，一般为 2 个月或更长。巨噬细胞有重要的防御功能，它具有趋化性定向运动、分泌多种生物活性物质以及参与和调节免疫应答等功能。

3. 浆细胞（plasma cell）

浆细胞通常在疏松结缔组织内较少，而在病原菌或异性蛋白易于侵入的部位如消化道、呼吸道的固有层结缔组织内及发生慢性炎症部位较多。浆细胞呈卵圆形或圆形，细胞核圆形，多偏居细胞一侧，染色体成粗块状沿核膜内面呈辐射状排列。胞质丰富，嗜碱性，核旁有一浅染色区。

4. 肥大细胞（mast cell）

肥大细胞较大，呈圆形或卵圆形，胞核小而圆，多位于中央。胞质内充满异染性颗粒，颗粒易溶于水。电镜下，颗粒大小不一，圆形或卵圆形，表面有单位膜包裹，内部结构常呈多样性，在深染的基质内含螺旋状或网格状晶体，或含细粒状物质。

5. 脂肪细胞（lipocyte）

脂肪细胞常沿血管分布，单个或成群存在。细胞体积大，常呈圆球形或相互挤压成多边形。胞质被一个大脂滴推挤到细胞周缘，包绕脂滴。核被挤压成扁圆形，连同部分胞质呈新月型，位于细胞一侧。在 HE 标本中，脂滴被溶解，细胞呈空泡状。

6. 未分化的间充质细胞（undifferentiated mesenchymal cell）

未分化的间充质细胞是保留在成体结缔组织内的一些较原始的细胞，它们保持着间充质细胞的分化潜能，在炎症与创伤时可增殖分化为成纤维细胞、脂肪细胞。间充质细胞常分布在小血管尤其是毛细血管周围，并能分化为血管壁的平滑肌和内皮细胞。

7. 白细胞（white blood cell）

血液内的白细胞，受趋化因子的吸引，常穿出毛细血管和微静脉，游走到疏松结缔组织内，行使其功能，参与免疫应答和炎症反应。

皮下疏松结缔组织中巨噬细胞、浆细胞、白细胞的防御功能可能是针灸疗法和浮针疗法等外治方法安全性的重要保证。古代的针灸师们没有消毒的概念，甚至有口温（进针前将针灸针放置在医师口腔里加温）的技法，但针灸并没有因此而停止发展和运用，一方面是因为致密的皮肤将绝大部分异物阻挡在外，另一方面多因为剩下少许的异物进入皮下，又遭到了巨噬细胞这个人体清道夫为首的细胞群无情的攻击。巨噬细胞、浆细胞、白细胞的防御功能为本身已经安全的浮针疗法又增加了一道保护屏障，使得浮针疗法的使用更加安全。

（二）纤维

1. 胶原纤维（collagenous fiber）

胶原纤维数量最多，新鲜时呈白色，有光泽，又名白纤维。HE 染色切片中呈嗜酸性，呈浅红色。纤维粗细不等，直径 0.5～20μm，呈波浪形，并互相交织。胶原纤维由直径 20～200nm 的胶原原纤维黏合而成。电镜下，胶原原纤维表现为明暗交替的周期横纹，横纹周期约 64nm。胶原纤维的韧性大，抗拉力强。胶原蛋白主要由成纤维细胞分泌，分泌到细胞外的胶原再聚合成胶原原纤维，进而集合成胶原纤维。

有人测定，胶原纤维具有高效率传输红外光波段的特征。此外，对结缔组织，特别是对胶原蛋白分子结构的研究已相当详细，多数胶原蛋白是由 3 根 α 螺旋多肽链胶合起来的。从物理学角度来理解，它是一种三维长程有序的结构，应具有液晶态性质。这对于浮针疗法的机制研究非常重要。

2. 弹性纤维（elastic fiber）

弹性纤维在疏松结缔组织中略呈黄色，折光性强，富有弹性，一般较胶原纤维细，纤维有分支，排列散乱。其化学成分主要是弹性蛋白（elastin），对牵拉作用有更大的耐受力。皮肤和腱的弹性纤维由成纤维细胞产生，而大血管的弹性纤维则由平滑肌细胞产生。

电镜观察弹性纤维包含两种组分：微原纤维和均质状物质。微原纤维是由结构糖蛋白排列组成，它围绕在均质状物质即弹性蛋白的周围。

弹性纤维富有弹性而韧性差，与胶原纤维交织在一起，使疏松结缔组织既有弹性又有韧性，有利于器官和组织保持形态位置的相对恒定，又具有一定的可变性。

3. 网状纤维（reticular fiber）

网状纤维在疏松结缔组织中含量较少，其纤维较细，有分支，彼此交织成网状。用浸银法可将纤维染成黑色，故又称嗜银纤维。

网状纤维多分布在结缔组织与其他组织交界处，如基膜的网板、肾小球周围、毛细血管周围。在造血器官和内分泌腺有较多的网状纤维，并构成它们的支架。

（三）基质

基质是一种由生物大分子构成的无定形的透明胶状物质，具有一定黏性。构成基质的大分子物质包括蛋白多糖和糖蛋白。

1. 蛋白多糖是由蛋白质与大量多糖结合成的大分子复合物，是基质主要成分。其中多糖主要是透明质酸，其次是硫酸软骨素 A、硫酸软骨素 C、硫酸角质素、硫酸乙酰肝素等。它们都是以含有氨基己糖的双糖为基本单位聚合成的长链化合物，总称为糖胺多糖。由于糖胺多糖分子存在大量阴离子，故能结合大量水。透明质酸（hyaluronicacid）是一种曲折盘绕的长链大分子，由它构成蛋白多糖复合物的主干，其他糖胺多糖则以蛋白质为核心构成蛋白多糖亚单位，后者再通过连接蛋白结合在透明质酸长链分子上。蛋白多糖复合物的立体构型形成有许多微孔隙的分子筛，小于孔隙的水和溶于水的营养物、代谢产物、激素、气体分子等可以通过，便于血液与细胞之间进行物质交换。大于孔隙的大分子物质，如细菌等不能通过，使基质成为限制细菌扩散的防御屏障。溶血性链球菌和癌细胞等能产生透明质酸酶，破坏基质的防御屏障，致使感染和肿瘤浸润扩散。因此，基质对人体也有保护作用。

2. 糖蛋白是基质内另一类重要的生物大分子，与蛋白多糖相反，其主要成分是蛋白质。从基质中已经分离出多种糖蛋白，主要的有纤维粘连蛋白、层粘连蛋白和软骨粘连蛋白等。这类基质大分子不仅参与基质分子筛的构成，同时通过它们的连接和介导作用也影响细胞的附着和移动以及参与调节细胞的生长和分化。

3. 组织液是从毛细血管动脉端渗入基质内的液体，经毛细血管静脉端和毛细淋巴管回流入血液或淋巴。组织液不断更新，有利于血液与细胞进行物质交换，成为组织和细胞赖以生存的内环境。当组织液的渗出、回流或机体水盐、蛋白质代谢发生障碍时，基质中的组织液含量可增加或减少，导致组织水肿或脱水。

组织水肿或者脱水使得基质的成分比例发生变化，疏松结缔组织的物理性能改变，从而影响疏松结缔组织的功能。因为浮针疗法主要是通过疏松结缔组织起作用，所以局部组织水肿或者脱水都能影响到浮针疗法的效果，这是老年人、干瘪的人浮针效果较差的原因，也是药物性水肿或者局部红肿后浮针疗效大幅降低的原因。

二、致密结缔组织

致密结缔组织（dense connective tissue）是一种以纤维为主要成分的固有结缔组织，纤维粗大，排列致密，以支持和连接为其主要功能。

根据纤维的性质和排列方式，可区分为以下几种类型。

1. 规则的致密结缔组织主要构成肌腱和腱膜。大量密集的胶原纤维顺着受力的方向平行排列成束，基质和细胞很少，位于纤维之间。细胞成分主要是腱细胞，它是一种形态特殊的成纤维细胞，胞体伸出多个薄翼状突起插入纤维束之间，胞核扁椭圆形，着色深。

2. 不规则的致密结缔组织见于真皮、硬脑膜、巩膜及许多器官的被膜等，其特点是方向不一的粗大的胶原纤维彼此交织成致密的板层结构，纤维之间含少量基质和成纤维细胞。

3. 弹性组织是以弹性纤维为主的致密结缔组织。粗大的弹性纤维或平行排列成束，如项韧带和黄韧带，以适应脊柱运动，或编织成膜状，如弹性动脉中膜，以缓冲血流压力。

机体内还有一些部位的结缔组织纤维细密，细胞种类和数量较多，常称为细密结缔组织，如消化道和呼吸道黏膜的结缔组织。

与疼痛相关的器官肌腱、韧带等都是由致密结缔组织构成，相比肌肉血供量少，一旦损伤恢复不易，所以民间有宁治骨折不治筋伤的说法。

三、脂肪组织

脂肪组织（adipose tissue）主要由大量群集的脂肪细胞构成，被疏松结缔组织分隔成小叶。根据脂肪细胞结构和功能的不同，脂肪组织分为两类。

1. 黄色脂肪组织

黄色脂肪组织为通常所说的脂肪组织，其构成细胞内只有一个大的脂滴，称单泡脂肪细胞。黄色脂肪细胞主要分布在皮下、网膜和系膜等处，是体内最大的贮能库，还具有维持体温、缓冲、保护和填充的作用。

2. 棕色脂肪组织

棕色脂肪组织特点是组织中有丰富的毛细血管，脂肪细胞较少，细胞质内散在许多大小不一的脂滴，线粒体大而丰富，细胞核圆，称为多泡脂肪细胞。棕色脂肪细胞主要功能是产生大量的热。

四、网状组织

网状组织与浮针疗法的关系不很密切，这里只做简要论述。网状组织是造血器官和淋巴器官的基本组织成分，由网状细胞、网状纤维和基质构成。网状细胞是有突起的星状细胞相邻细胞的突起相互连接成网。胞核较大，圆或卵圆形，着色浅，常可见 1 ~ 2 个核仁。其胞质较多，粗面内质网较发达。网状细胞产生网状纤维，网状纤维分支交错连接成网，并可深陷于网状细胞的胞体和突起内，成为网状细胞依附的支架。

第二节　皮下层

皮下层（hypodermis）是脊椎动物中紧接真皮的层次，人们习惯上称为皮下组织（subcutaneous tissue）。

皮下组织并非单一组织，主要由疏松结缔组织和脂肪组织构成（图 2-5），因此称为皮下组织并不很合适，但这种叫法已经约定俗成，所以不管国内还是国外，大家都混用。本书中的皮下组织即是皮下层。

皮下组织居于真皮下，将皮肤与深部的组织连接一起，并使皮肤能够在一定范围内进行移动或者牵拉。疏松结缔组织的纤维束交错成网状结构，网状结构内含脂肪组织，只有少数器官如眼皮、阴囊、阴茎、乳头和乳晕等处没有脂肪组织。

除了疏松结缔组织和脂肪组织，皮下组织内还有小血管、小淋巴管、毛囊根、腺体、细小神经支，在关节附近的皮下组织中还可见滑囊。

皮下组织中的神经末梢极少，远不如真皮中的神经末梢那么多。由于神经末梢很

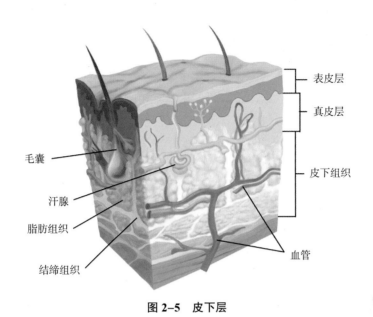

毛囊

汗腺

脂肪组织

结缔组织

表皮层

真皮层

皮下组织

血管

图 2-5　皮下层

少，针刺这个层次会没有疼痛感。因此浮针临床上，在运针、扫散的过程中，患者常常一点痛感也没有。不过，少数情况下，患者还是存在刺痛感，这是因为皮下层内有小血管和淋巴管等，而这些血管和淋巴管上有神经末梢，当针刺时碰到血管和淋巴管，患者便会产生刺痛感，这时也容易出血。此外，因为有细小神经支通过，针刺碰伤神经支，患者也会出现局部或者临近部位麻木的现象。

皮下层中储存着大量的脂肪组织。皮下脂肪组织与贮藏于腹腔的内脏脂肪组织和存在于骨髓的黄色脂肪组织，共同组成了人体的脂肪组织。

因为皮下层中脂肪组织和疏松结缔组织混杂在一起，因此可以不严格地说，皮下层就是脂肪层。脂肪组织是一种"惰性"组织，没有对周边环境刺激迅速应答的能力，因此没有治疗作用。如果皮下层脂肪组织过多，疏松结缔组织相对稀少，就会影响到疏松结缔组织对外来刺激反应的能力，这也是肥胖患者浮针近期疗效差的原因。

第三节　皮下层和肌层的关系

皮下层通过皮下疏松结缔组织与肌肉层紧密相连。疏松结缔组织不但包绕全身肌肉的表面，形成肌肉的外膜，还深入到肌肉内部形成肌束膜和肌内膜。各个肌肉分界处的肌间隔筋膜也是由疏松结缔组织构成，是皮下组织的延续，肌间隔筋膜也会深入到四肢深层包绕神经血管束（图 2-6）。

通过本章的学习，我们知道浮针治疗、针灸治疗，甚至大部分外治法的主要靶组织在疏松结缔组织。以往的生理学教材都说疏松结缔组织具有支持、连接、防御、保护、营养和修复等功能，但都没有提到它的生理活性功能。其实，疏松结缔组织有原始的生理功能，能够促进其他组织，尤其是肌肉组织的修复。

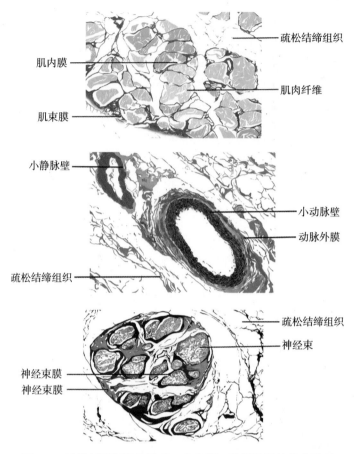

图 2-6　疏松结缔组织与肌肉、小血管、外周神经的分布关系

　　肌肉是人体运动的主要器官，是唯一提供动力的组织，也是人体体积最大的器官，但却往往得不到足够的重视，就像空气一样，当我们习以为常时就感觉不到其存在，当身处于高原空气稀薄时，才能感觉到空气存在的重要性。肌肉也是如此，只有出现问题时，人体才会感觉到该肌肉的位置。并且肌肉很容易因为劳累、损伤出现问题成为患肌。患肌会导致诸多临床症状，例如肌肉本身出现问题会导致疼痛，肌力下降，功能受限；患肌影响到动脉、静脉、神经，则会出现怕冷、肿胀、瘙痒、麻木等；患肌也会导致不少内科妇科杂病，或者说和不少内科妇科杂病相关，如久咳、胸闷、心慌、气短、腹痛腹胀、消化不良、反酸、烧心、便秘、腹泻、漏尿、输尿管结石绞痛、痛经、月经不调等。

　　肌肉出现病理性改变非常常见，只是这些病理性改变往往用常规的非侵入性理化检查方法无法检查出来，医师无法用 B 超、X 线、CT、磁共振、血液化验等方法检查出肌肉的功能性病变，这些病变只能由训练过的人触摸感受出来，但这种感受无法通过数据和图片等方式展现出来，因此，没有受过训练或没有仔细触摸过患肌的人往往对触摸检查忽视，这种忽视直接导致医师对肌肉功能性病症的无知。

　　从图 2-7 我们可以看出肌肉和动脉静脉神经的关系，动脉和静脉为肌肉带来新鲜高能的动脉血，带走充满代谢废物的静脉血。肌肉的收缩舒张为血液循环提供新的动力，有利于血液循环，所以肌肉又称为"第二心脏"。患肌的出现可以影响到从内部或者旁边穿过的动脉、静脉、神经，从而使患者出现怕冷，水肿和麻木等症状。

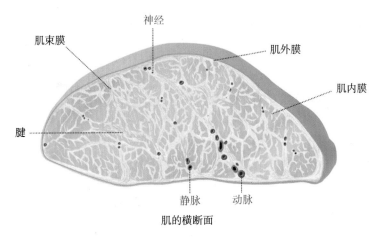

图 2-7　肌肉和内部穿过的动脉静脉神经

　　肌肉的修复依赖良好的血供。肌肉的血液供应系统就像灌溉良田的河流，河床淤堵，流量减少，影响灌溉；河流污染，同样影响灌溉效果。供应肌肉血液的流量和质量，都会影响肌肉的修复。影响血液流量的主要原因为肌肉的挛缩，患肌的形成，挤压穿行于其中或旁边的动脉，使血液流量减少；对于质量不佳的血液，前章我们采用专用名词"血环境不良"对这种情况进行了描述，如贫血、急慢性炎症、高血糖、高尿酸血症等都可以引起血液质量不佳。浮针治疗只能改善血液的流量，对于血环境不良的疗效不佳。因此，血环境不良是浮针治疗部分临床疾病难愈的原因之一。

　　疏松结缔组织像网格一样包裹着各级肌肉组织，交通表里，环环相扣，紧密相连，这是浮针刺浅而治深的原因。刺得很浅，可治很深。浮针的这个特点一开始让人困惑，难以理解，因为人们习惯于哪里有病变，就把药物送到哪里，或者用手术刀切除哪里。产生这个困惑的原因是人们对疏松结缔组织和肌肉之间的关系不清晰。很多人认为浮针只能解决浅层肌肉的问题，对深层肌肉的问题很难解决。其实浮针的效果与肌肉浅深关系不大，因为所有的肌肉都与皮下疏松结缔组织紧密相连。

　　根据皮下层和肌层的关系，浮针治疗即是通过在皮下层扫散时的大幅度牵拉疏松结缔组织（图 2-8），解除肌肉的挛缩和缺血状态，改善肌肉功能，消除临床症状。皮下层和肌层之间的关系一定程度上，可以理解为植物和土壤之间的关系。耕田、松土，农民不忘，园丁常用。植物若要长得好，土壤松动是前提，如果土壤僵板干结，植物一定长不好，这在皮下层与肌层之间道理是相通的。

　　农民耕田、园丁松土，没有给庄稼、植物添加任何的物质，却使得庄稼、植物茂盛起来。浮针疗法也一样，我们没有给肌肉添加任何的物质，却使肌肉的功能性病痛得以康复。

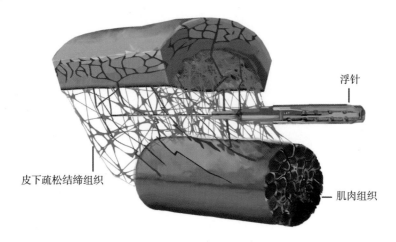

浮针

皮下疏松结缔组织

肌肉组织

图 2-8　浮针刺浅而治深的示意图

　　简单通俗地说，浮针的机制是：扫散就是耕田，浮针扫散犹若松土。现在很多治疗方法的主导思想都是哪里有问题，就针刺哪里，传统针灸、针刀、干针、局部封闭、痛点注射等中外很多非药物方法都类似，这种哪里有病痛就对这个地方进行针刺的思路都是一脉相承的，但这样的思路似乎出现了问题：既然那里已经出问题了，变坏了，为何再进一步针刺（破坏）那里？实际上，浮针医学认为这些方法可能也是起到耕田松土的作用，只是我们医学界对此认识不足。

第四节　肌肉组织

　　肌肉是人体巨大的器官，仅次于皮肤，在浮针医学的理论体系中也是一个非常重要的组织。浮针医学的生理学基础除了要介绍结缔组织外，还需要着重介绍肌肉组织，因为肌肉组织的功能病理性变化是浮针适应证的病理学基础。

　　肌肉细胞包含肌动蛋白丝和肌球蛋白丝，它们之间的相互滑动形成肌肉的收缩和舒张运动，使肌肉长度和形态也随之发生变化。肌肉产生的力量叫肌力，能够保持或改变躯体姿势、运动。人体内部器官的活动如心脏收缩、胃肠道蠕动、血压的维持同样也需要依赖肌肉。

一、肌肉解剖

　　肌肉的解剖包括大体解剖和显微解剖。大体解剖主要研究肌肉起始、走向、功能等问题，显微解剖主要观察单一肌肉的结构。

（一）肌肉组织分型

　　人体肌肉组织按其显微结构不同分为三种类型（图 2-9）。

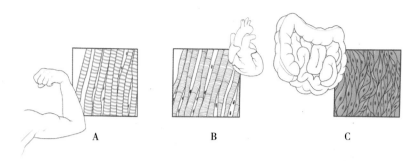

图 2-9 三种肌肉组织：A，骨骼肌；B，心肌；C，平滑肌

三种肌肉中，骨骼肌最多。成年男性骨骼肌占体重的 42%，成年女性骨骼肌占体重的 36%。骨骼肌通过肌腱或腱膜附着于骨骼，从而控制骨骼和关节的运动，产生躯体活动或维持身体姿势。虽然姿势控制是一种无意识的反射，但肌肉反应却受意识控制，尤其是与控制姿势无关的肌肉。

心肌不受意识控制，仅仅存在于心脏。结构上类似骨骼肌，都有横纹，两个横纹间有肌节，肌节有规律的控制肌束收缩。

平滑肌也不受意识控制，存在于一些内脏器官中，比如食管、胃、肠、支气管、子宫、尿道、膀胱、血管壁和皮肤的竖毛肌。平滑肌细胞的肌原纤维中不含肌节，因此平滑肌中不含横纹。

横纹肌（骨骼肌和心肌）的收缩和放松以一种爆发的形式进行，而平滑肌能够持续较长时间甚至近乎永久的收缩。

（二）肌肉组织的形成

肌肉组织起源于轴旁中胚层。轴旁中胚层沿体节长度划分，相当于人体的分段（在脊柱上表现得最明显）。每个体节有 3 部分，骨节（形成了脊柱），皮区（形成了皮肤），肌节（形成了肌肉）。肌节被分成两部分，即中胚层的上段和下段，分别形成肌肉的轴上肌和轴下肌。人体的轴上肌只有竖脊肌和椎间肌，它们受脊神经的背侧支支配。其他肌肉都受脊神经的腹侧支支配。

在发育过程中，成肌细胞（肌肉祖细胞）要么留在体节形成脊柱，要么迁移到身体其他部位形成相关的其他肌肉。成肌细胞的迁移，发生在结缔组织框架形成之前，结缔组织框架一般形成于中胚层的躯体侧边。成肌细胞随着化学信号迁移到合适的位置，在那里它们融合成细长的骨骼肌细胞。

（三）肌肉显微解剖

骨骼肌有肌外膜、肌束膜、肌内膜（图 2-10）。

肌外膜覆盖在整个肌肉的外层，以保护肌肉，避免与其他肌肉和骨骼的直接摩擦。骨骼肌含有大量肌束，可多达 100 个肌束。每个肌束由肌束膜覆盖。肌束膜是神经和肌肉内血管的通路。每个肌细胞被包裹在肌内膜中。

因此，肌肉是由成束的纤维形成的，纤维聚合在一起形成肌肉。每一个肌束中，肌束膜又包裹着肌束，这些膜支持着肌肉的相关功能，即抵抗被动拉伸和分布外力到肌肉。肌梭分散贯穿在整个肌肉中，肌梭将感官收集的信息传递到中枢神经系统。从另一个角度而言，肌肉的整体结构类似于神经组织：神经使用神经外膜、神经束膜和神经内膜划分出各个结构层次。

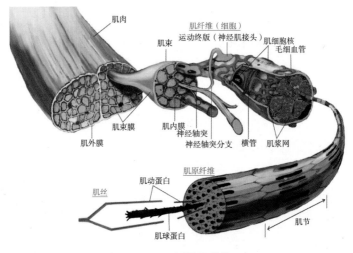

图 2-10　骨骼肌结构

骨骼肌肉由相似的肌束组成，肌束由肌原纤维组成，肌原纤维是蛋白质纤维束。肌原纤维不应该与肌纤维相混淆，肌纤维可以说是肌细胞另一个简单的名字。肌原纤维由各种各样的蛋白丝构成的复合体，蛋白丝由多个肌节构成。肌节的细丝由肌动蛋白和肌球蛋白构成。虽然心肌也包含肌节，但是心肌纤维通常分枝形成网络，通过闰盘相互连接。

（四）肌肉大体解剖

肌肉的大体解剖很重要。肌肉的两端，可直接或间接经肌腱或腱膜，附着在韧带、骨膜或软骨膜上，也可间接附着在皮肤上。不同部位的肌肉形状也不尽相同，位于躯干的肌肉大都扁平宽阔；在四肢表层的肌肉多为长形；而其深层则为阔形。肌肉的形状与肌纤维的排列有关。大部分的肌肉外形不外乎下列四种基本形状，即梭形、三角形、菱形和羽形：①梭形肌肉，如肱桡肌的纤维为平行走向（图 2-11A），能够提供大范围的动作。②三角形肌肉，如臀中肌拥有大面积的近端附着处及汇合成小面积的远端附着处（图 2-11B），大面积的近端附着为产生力量提供了一个良好稳定的基础。③菱形肌肉，如大菱形肌或者臀大肌都拥有大面积的近端、远端附着处（图 2-11C），根据肌肉的横截面积大小，大面积的附着处很适合稳定关节或提供大的力量。④羽状肌肉状如羽毛，肌肉纤维的走向与位于中央的肌腱形成一个斜角（图 2-11D），肌肉纤维的斜角走向可让肌肉力量的潜能达到最大。比起类似尺寸的梭形肌，一条羽状肌有更多的肌肉纤维。

然而因为肌肉纤维的走向为斜向，实际上的活动度会受到限制。拥有羽状结构的肌肉如股直肌，通常可产生强大的力量来支撑或是启动身体前进。

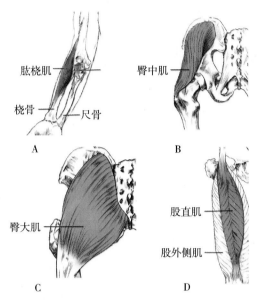

图2-11 四种常见的骨骼肌形状：A，梭形；B，三角形；C，菱形；D，羽状

（五）肌肉系统

肌肉系统由人体所有的肌肉构成，人体约有650块骨骼肌，但确切数字很难定义。肌肉系统是肌肉骨骼系统中的一个组成部分，包括肌肉、骨骼、关节及其他参与运动的结构。

二、肌肉生理

肌肉的三种类型（骨骼肌、心肌、平滑肌）明显不同。然而，这三种类型都是从肌动蛋白与肌球蛋白方向相反的运动中产生收缩。骨骼肌中，由运动神经转化的电脉冲引起肌肉收缩，心肌和平滑肌的收缩是由内在的起搏细胞兴奋引起的，起搏细胞规律的收缩，并且传导收缩力到它们接触的其他细胞。此外，对于骨骼肌而言，其收缩都由神经介质乙酰胆碱为中介介导。

（一）肌肉的属性

肌肉的作用方向是由肌肉的附着点决定的。肌肉的横截面面积决定力量的大小（与体积和长度无关），而横截面积的大小又是由肌节（图2-12）的数目决定，肌节是肌肉的基本组成单位，肌节发挥作用时是相平行的，施加到外部环境中的力是通过杠杆力学来实现的。

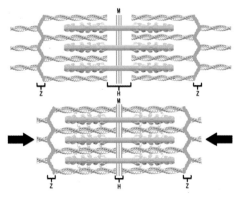

图 2-12　一个肌节

所有肌肉具有以下属性：①电阻：肌肉能产生电活动。②放松：肌肉收缩后可以恢复到静息状态。③反射：当肌肉受到刺激时，肌肉会做出反应。④延展性：在肌肉的生理范围内，对肌肉施加外力拉伸肌肉时，不会造成肌肉的损伤。⑤弹性：被动拉伸肌肉时，肌肉会抵抗，最后会回到原来的状态。

（二）能量消耗

众所周知，肌肉收缩的特征在于产生力和运动，肌肉在产生力和运动时，即肌肉在新陈代谢过程中，能够产生热量。热量是通过水解三磷酸腺苷（ATP）形成的。肌肉生理学家常常提及肌肉产热是机械功和热量两部分的总和。肌肉活动占人体能量消耗的大部分。所有的肌肉细胞产生的 ATP 分子，在肌球蛋白运动时可以被消耗。此外，肌肉可以磷酸肌酸的形式短暂的储存能量，当有磷酸激酶存在时可以再生成 ATP，为肌肉活动提供能量。同时，肌肉还以糖原的形式储存葡萄糖，在持续强有力的收缩，需要消耗大量能量时，糖原可迅速的转化成葡萄糖，为肌肉供能。当肌肉剧烈运动进行无氧代谢时，骨骼肌中的葡萄糖分子在糖酵解过程中可以产生两分子的 ATP，以及两分子的乳酸为机体提供能量。至于有氧能量代谢系统，则需要更长的时间生成 ATP，即需要通过比较复杂的生化步骤，才能比无氧糖酵解产生更多的 ATP。肌肉细胞也含有脂肪酸，在有氧运动中脂肪酸可以为机体提供能量。

心肌能够在有氧代谢中消耗三大营养元素（蛋白质、糖类、脂肪），并且其与肝脏和红细胞也会消耗骨骼肌在运动过程中产生和排泄的乳酸。在休息时，骨骼肌每天消耗能量 130kcal/kg。

（三）神经控制

1. 传出神经

传出神经系统负责把中枢命令传达到肌肉和腺体，掌控随意运动。神经支配肌肉所需要的反应来自大脑的自主和非自主信号。因此肌肉的活动基本上反映的是神经刺激。不过，指挥肌肉活动的信号并不都来自大脑。有些情况下，信号不会通过传入纤维传导到大脑，产生的反射运动直接通过脊髓的传出神经指挥肌肉活动。

2. 传入神经

传入神经末梢收集管辖区域的感觉信号，通过传入神经把这些信号传递到大脑。在肌肉中，肌梭负责收集肌肉长度的信息，以协助维持姿势和关节位置。我们能够在不同状态下，感受到身体空间位置的能力叫本体感觉，这与运动系统中的感受器和传入神经密切相关。

三、肌力强弱

肌肉产生力量的强度是三个因素重叠的结果：①生理强度（肌肉大小、横截面面积、对训练的反应）。②神经系统的强度（肌肉对于神经冲动的反应）。③机械强度（根据机械力学原理，运动系统各部分之间产生的效力）。

在等距和最佳长度时，脊椎动物每平方厘米的肌肉横截面上，通常会产生约 $25 \sim 33N$ 的力。一些无脊椎动物的肌肉，如螃蟹的爪子，比脊椎动物有更长的肌节，因此肌动蛋白和肌球蛋白有更多的结合点，以较慢的速度便可以产生较大的力。

任何肌肉的力量，与施加在骨骼的力、肌肉的长度、缩短的速度、横截面面积、肌肉形状、肌节长度、肌球蛋白亚型等众多因素密切相关。而肌肉力量的显著减少表明可能存在潜在的病理变化。

对临床诊疗而言，患者大多时候会告诉我们生病前后或者治疗前后的力量对比，其中机械强度在再灌注活动中常常被用到，临床诊治中我们可以通过注意力臂、角度等问题，在取得治疗效果的同时，使治疗医师更省力。

由于生理强度、神经系统的强度和机械强度这三个因素同时影响肌力，并且肌肉从不单独工作，比较个别肌肉的力量和"最强"的状态是一种误区。但下面几种肌肉的力量的分析还是值得注意。

如果肌肉"力量"通常指的是在一个外部物体上施加一个力的能力。根据这一定义，咬肌和颚肌的力量是最强的。咬肌本身没什么特别，它的优势在与比其他肌肉的力臂短得多。

如果"力量"是指肌肉本身所产生的力，那么最强的肌肉具有最大的横截面面积。这是因为一个单独的骨骼肌纤维所产生的张力不太大，每个肌纤维大约产生 $0.3N$ 的力。而肌肉的横截面越大，则所包括的肌纤维越多，肌肉所产生的力量也越大。因此根据这一定义，人体最强的肌肉通常为股四头肌或臀大肌。

在横截面面积相同的肌肉，短肌肉比长肌肉能够产生更大的力。根据这一原理，女性体内子宫的肌层可能是最强的肌肉。在分娩过程中，子宫每次收缩能够产生 $100 \sim 400N$ 的力。此外，眼外肌也是肌力比较强大的肌肉，但是眼球体积和重量较小，常常使人忽视了其肌力的大小。

四、肌肉的生长状态

（一）运动对肌肉状态的影响

运动经常被认为是提高运动技能、健身、增强肌肉和骨骼强度的方法。确实，运动对肌肉、结缔组织、骨骼和神经有多方面的影响，能够促进肌肉增大。运动的这种特征在健身的人身上效果很明显。

运动大体分为有氧运动和无氧运动。

有氧运动是长时间低强度的运动，如慢跑。有氧运动主要依赖于有氧能量输送系统，使用 I 型肌（或慢肌）纤维，消耗大量的氧气与脂肪，蛋白质以及碳水化合物，并产生少量的乳酸。

无氧运动是短时间的高强度的运动，如短跑和举重。无氧运动主要依赖厌氧能量输送系统，采用 II 型（或快肌）纤维，依赖 ATP 或葡萄糖提供的能量，消耗相对较少的氧、蛋白质和脂肪，产生大量的乳酸，不能长期维持肌肉的运动。

许多运动是有氧运动和无氧运动的结合，例如足球和攀岩。

剧烈运动使得局部乳酸堆积，乳酸的存在对肌肉内 ATP 的生成有抑制作用，虽然不会引起肌肉的疲劳，但是如果细胞内乳酸浓度太高，可能会抑制或使 ATP 的生成停止。此外，剧烈运动还可以导致肌肉中钾离子流失。

对于剧烈运动造成的迟发性肌痛，该病痛一般在运动之后的 2～3 天出现。有人曾经认为这种肌痛是由乳酸堆积引起的，但鉴于乳酸分散相当迅速，这似乎无法解释运动之后引起的疼痛。最近有一个理论认为，该病症是由离心收缩或不习惯的训练强度引起肌肉纤维的微小撕裂造成的。

最后，长期训练肌肉可促使肌肉内形成新生血管，增加肌肉新陈代谢的能力。

（二）肌肉的增大

肌肉生长受很多因素影响，包括激素信号传导、发育因素、训练强度、疾病等。这里需要指出的是，运动不会使得肌肉纤维的数量增加，肌肉增大是通过肌肉细胞生长实现的。此外，现有的肌细胞旁边存在未分化的卫星细胞，未分化的卫星细胞增加，与新的蛋白丝结合起来，从而使得肌肉增大。

年龄和激素水平等生物学因素可影响肌肉增大。青春期男性，肌肉增大是加速的，因为体内生长激素增加的速度较快，至青春期之后停止生长。由于睾丸激素是人体的主要生长激素之一，因此男性比女性更容易使肌肉增大，获取额外的睾酮或其他合成的代谢类固醇也会使肌肉增大。

（三）肌肉的萎缩

在肌肉的生长发育过程中不能长期收缩，或者频繁收缩，也不能长期舒张。交替的收缩和舒张最有利于肌肉的生长和代谢。

哺乳动物在不活动和饥饿时会导致骨骼肌萎缩，肌肉质量的降低可能伴随肌肉细胞的数量和大小以及蛋白质含量的降低。此外，肌肉萎缩也可能是自然老化的过程或是疾病造成的结果。

长期卧床休息或宇航员在太空中飞行都会导致肌肉萎缩，太空飞行时会出现失重现象，能够使一些肌肉的重量减轻30%。小的冬眠哺乳动物身上也存在这种现象，比如金毛松鼠和蝙蝠。

中老年人，随着年龄增长，维持骨骼肌功能和质量的能力逐渐下降。肌肉这种功能和质量不断下降的情况被称为肌肉减少症（sarcopenia）。在衰老的过程中，肌肉减少症是正常的现象，并不是一种疾病状态，它与老年人的伤痛以及生活质量下降有关。目前关于肌肉减少症的确切病因还未知，可能与结合"卫星细胞"的能力下降有关，卫星细胞可以帮助骨骼肌纤维的再生和分泌生长因子，这些生长因子在维持肌肉质量和卫星细胞存活中有着重要的意义。

很多疾病可以造成肌肉萎缩，比如癌症和艾滋病，这些疾病常伴人体消瘦综合征即恶病质。对于其他病症，如充血性心脏病和一些肝脏疾病也可能引起骨骼肌萎缩。

此外，对于一些慢性疼痛患者常常会出现相关肌肉萎缩的现象，这时患者常常很焦急，反复咨询是否可以好转。在浮针的临床观察中，我们发现只要把患肌解除，疼痛便会停止，萎缩的肌肉常常能自然恢复，一般不需要特别处理。

五、肌肉与其他相关器官的关系

（一）肌肉与血管

肌肉的代谢旺盛，血供丰富。每块肌都有自己的供应血管，血管束多与神经伴行，沿肌间隔、肌束膜间隙走行，分支进入肌门，经层层分支，最后在肌内膜形成包绕肌纤维的毛细血管网，然后由毛细血管网汇入微静脉和小静脉离开肌门。根据分配肌肉血管的多少、主次，可将肌肉分为4种类型：第一种为单支动脉营养型，动脉从肌的近端入肌，如腓肠肌，阔筋膜张肌。第二种为主要动脉营养、次要动脉营养型，主要动脉从肌的近端入肌，次要动脉可为一支或多支，分布于肌的内侧端，如胸大肌、背阔肌。第三种为两支动脉营养型，动脉从肌的两端入肌，如腹直肌、股直肌。第四种为无主要动脉营养型，均为一些小的动脉，呈节段性分布于肌肉，如缝匠肌、趾长伸肌。供应肌腱的血管较少，一般来自肌腹，但较长的肌腱可中段或附着端有血管进入。

（二）肌肉与神经

骨骼肌为随意肌，每块肌肉均接受一条或多条神经支配。在多数情况下，每块肌肉的神经多与主要的血管束伴行，形成神经血管束，在肌门附近入肌，进入每块肌肉的位置是恒定的。

神经进入肌肉的部位取决于该肌的肌纤维排列和长度，主要有两种形式，一种与肌纤维平行，如梭形肌；另一种与肌纤维垂直，如阔肌。一旦神经进入肌肉，随即以肌内神经分支形式弥散和辐射状分布于肌肉内。

　　分布于肌的神经是混合性神经，它包含有躯体运动纤维、躯体感觉纤维和交感纤维。在躯体运动纤维中，一种是较粗的 α 纤维，它由脊髓前角的 α 细胞发出，分布于梭外肌纤维的运动终板；另一种是较细的 γ 纤维，来自脊髓前角的 γ 细胞，分布于梭内肌纤维的运动终板。当中枢神经的运动冲动通过 α 纤维到达运动终板时，大量肌纤维收缩引起肌腹缩短，产生运动；而 γ 纤维则使部分肌纤维收缩产生肌张力。肌的躯体感觉纤维除了向中枢神经传导痛觉和温度觉外，尤为重要的是将肌梭产生的有关收缩状态的神经冲动传导至中枢神经，以维持肌张力和协调随意运动。肌的交感纤维主要分布于肌的血管平滑肌，通过控制血管平滑肌的舒缩状态调节肌的血流量。

　　骨骼肌的收缩受运动纤维的支配。一个运动神经元轴突支配的骨骼肌肌纤维数目多少不等，少者 1～2 条，多者上千条，而每条骨骼肌肌纤维通常只有一个轴突支配。一个运动神经元的轴突及其分支所支配的全部骨骼肌纤维合起来称为一个运动单位。

第三章　浮针医学病理学基础 ▷▷▷▷

浮针医学有两大核心理论体系，一个是与疏松结缔组织相关，另一个是与肌肉组织相关。肌肉组织也是人体四大基本组织类型（上皮组织、肌肉组织、结缔组织、神经组织）之一。肌肉是人体运动的主要器官，是唯一提供动力的组织，但这个人体体积最大的器官往往得不到足够的重视。而肌肉组织的病变恰恰是浮针医学的病理学基础。

这里讲的肌肉组织的病变并不是肌肉组织器质性改变，而是功能性改变。因为浮针适应证的主要病理基础是肌肉发生了功能性改变，并没有明显的可以从影像学显示出来的器质性变化。因此，浮针医学提出了"功能性病理学"的概念，而患肌就是对出现功能性病变的肌肉的简称。

第一节　MTrP、患肌的由来

患肌与肌筋膜激痛点（myofascial trigger point，MTrP）密切相关。

MTrP 是由于肌电生理的变化，造成受累肌上的某些局限小区或者局限点较其他区域敏感，在外界较轻的压力下可激发出疼痛。虽然其常常被大多数的医学工作者所忽略，但对于疼痛研究来说，尤其是在非药物治疗疼痛的领域内，MTrP 是个非常重要的概念。MTrP 的重要性不仅仅体现在浮针疗法的临床上，也体现在其他疼痛的治疗方法，疼痛疾病的诊断，以及对疼痛机制的理解上。

Myofascial 是合成词，myo– 表示"肌肉的"，–fascial 作"筋膜的"解；trigger 既是使动词也是名词，意思是引发、引起、触发、扳机；point 的意思为点。所以 myofascial trigger point 常被直接翻译为点肌筋膜激痛点。有时也翻译成"扳机点"，台湾的一些学者根据其意思翻译为激发出疼痛的点。这三个常用的翻译：肌筋膜激痛点、激发出疼痛的点、扳机点，前两者能够表达较准确的意思，扳机点容易被误解为扳机指的疼痛点，扳机点还容易被误解为诱发三叉神经痛的特别敏感的区域，这是因为三叉神经痛患者的面部三叉神经分布区域内某个区域特别敏感，稍加触动就可引起疼痛发作，且疼痛从此点开始，立即放射至其他部位，该点也常被称为扳机点。

这些翻译过来的中文词至今没有统一，我们用不常用的中文还不如直接用英文缩写来得简洁。因此为了让读者不产生歧义，本书直接用 MTrP 这个最常用的英文缩写。缩写是为了更简便，可 myofascial trigger point 为什么不被简写为 MTP 呢？这是因为 MTP 更常指 myofascial tender point——肌筋膜压痛点，而压痛仅仅是 MTrP 的一个特征，所有的 MTrP 都有压痛点，但并非所有的压痛点都是 MTrP。

　　在中国传统医学中，MTrP 没有被系统地认识，但先人们还是对 MTrP 的现象有相当的了解，常常将其称之为阿是穴、天应穴、结节、条索、压痛点等，还有人称之为结筋病灶，这些名称从侧面反映了 MTrP 的部分特征，但可惜的是由于基础医学和科研思路的瓶颈，传统医学对 MTrP 的了解还处于直观模糊的层次，这可以从名字的多样化和随意性看出来。

　　因此 MTrP 并非全新的概念，在我们古代书籍中常可见到。我们的先人们已经对 MTrP 有过相当多的了解，可惜的是，由于缺乏科学条件和意识，先人们没有深入系统研究，没有形成系统理论，仅仅是对 MTrP 的某些特点或者某个侧面进行描述。

　　我们说 MTrP 古已有之，并不是希望大家盲目自大，相反是希望请大家努力学习人家先进的理论，先进的研究方法，不能因为狭隘的自尊心而作井底之蛙，放弃求索。经常听到人们说对 MTrP 的认识，我们古人老早就完成了，从而对西方 MTrP 的研究不屑一顾。确实阿是穴、结节等都反映了 MTrP 的部分特征，但是这些描述大多零散，不成系统，缺乏实证研究。如果我们不重视实证研究方法，再过多少年，依旧不会产生新的观点、新的理论。正如不能因为我们古代已经有炮竹而不去学习火箭的理论和制造一样。

　　其实，不仅仅我们停留在直观模糊的层次，西方医学也曾经停留在这个层次至少一百多年。MTrP 曾经被称为纤维肌痛症（fibromyalgia）、纤维组织炎（fibrositis）、肌肉硬结（muskelhärten）、非关节性风湿病（nonarticular rheumatism）、软组织风湿病（soft tissue rheumatism）、肌腱肌病变（tendomyopathy）等。

　　1940 年代，欧洲 Michael Gutstein、北美 Janet Travell 等分别提出 MTrP 的四个基本特征：①肌肉内存在结节或条索。②在结节或条索上有定位明确的压痛点。③按压压痛点时可产生远隔部位的疼痛。④通过按摩压痛点或注射可缓解疼痛。报道中虽然用了不同的名称，myalgia——肌痛（Gutstein 命名）、fibrositis——肌纤维炎（Kelly 命名）、myofascial trigger point——肌筋膜激痛点（Travell 命名），但观察结果基本一致。当时文章发表后，不被人们重视，主要因为使用了不同的名称，人们以为他们谈论的内容不一致。几十年后，M. Reynolds 发现它们其实指的是同样的物质，并认可 Travell 命名的 MTrP。后来人们发现了 MTrP 的另一个特征：所累肌肉伸直受限或无力。

　　这些学者当中，Janet Travell（1901—1997）是首屈一指的功臣。通过几十年来对疼痛治疗积累的临床经验总结，她发现众多的来自非器质性神经源性的疼痛综合征都是由于 MTrP 所造成的。Travell 仅用一些简单的、可以在任何地方和任何条件下都可以用的治疗方法使疼痛得到一定程度的缓解，甚至治愈。

　　一些临床医学的专家将 MTrP 观念和 Travell 提供的治疗方法用于他们对疼痛治疗的临床实践中，收到了相当不错的疗效，使大批患者的疼痛得到了缓解和治愈，在大量地对 MTrP 治疗的经验在许多医学文献中被发表的同时，学者们还发现了各个部位的 MTrP，并且将其诊断和治疗方法加以更大的发展。其中 David G. Simons（1922—2010）是最为出类拔萃者。他作为事业有成的美国空军太空生理学家（aerospace physiologist of US air force），把自己的后半身完全献给了 Travell 的高尚事业，成为成绩非凡的集大成者，并写成了上下两册的 *Myofascial Pain and Dysfunction: The Trigger Point Manual*，该书被业界称为"红色圣经"。本书主要的贡献者是 Simons，但他为了表示对 Travell 所作开创性工作的敬意，把 Travell 作为第一作者，成为疼痛学界的佳话。

MTrP 研究史上，还有一个重要的人物，Chang-Zern Hong 洪章仁教授（1946— ）。他出生在台湾彰化，在加利福尼亚大学工作的二十余年时间里，对探索 MTrP 的机制有着杰出的贡献，尤其是在动物实验模型上做出了开创性的工作，是我们中国人的骄傲。在台湾的研究团队中，台湾成功大学医学院的官大绅医师将英文的 *Myofascial Pain and Dysfunction: The Trigger Point Manual* 翻译成《肌筋膜疼痛与机能障碍 MTrP 手册》，洪教授也担任该书的总校阅。今年以洪章仁教授、周立伟副教授为总主编，编写的《肌肉疼痛》一书，其中对 MTrP 的研究工作着墨甚多，对 MTrP 有兴趣的读者可以参看该书。

目前在国内，对 MTrP 的系统研究工作尚显不足，人们更多地关注骨骼、椎间盘、神经或者经络穴位，而对肌肉及其他软组织熟视无睹，似乎肌肉是台机器，不会生病，或者不值一提。近年来有些医师提出经筋理论，经筋疗法，可能是受到 MTrP 理论的影响，但是到目前为止，我们还没有看到质量过硬的相关论文。本来如果我们感觉 MTrP 是个好东西，为了面子给 MTrP 戴上一个古色古香的帽子也无可厚非。可是这样做，不明就里的人便会以为除了先人，就没有高人了，于是便失去了前进的动力，失去了探索未知世界的热情。

先贤的理论涉及 MTrP 的研究已经很多了，而且患肌就是存在有一个或多个 MTrP 的肌肉，但我们为什么不直接使用 MTrP 的提法，还要提出患肌的观念？原因如下：① Myofacia（肌筋膜）这个词用得太宽泛，myo- 是肌肉的意思，fascia 是肌腱或韧带、骨膜等意思。临床中，我们发现，绝大多数的病理性紧张部位都在肌肉，而不在其他部位。迄今为止，发现的肌腱或者髂胫束等的病理性紧张都同时伴随相关联肌肉的病理性紧张，因为肌腱等没有收缩功能，其紧张是因为肌肉的病理性紧张所引发。② Trigger（激发，扳机）一词在临床上没有意义，只是在实验中才能反应出"激发"的特征，对于临床医师该词并不具体和实用。③ Point 是"点"的意思，实际在浮针临床上，浮针医师手下并没有出现过"点"的感觉，而往往是片状、带状、圆状等。④患肌不但明确了病理学载体，而且突出了肌肉在其中的作用，使得医师们从找点转向找功能病理改变的肌肉或者肌肉中的不正常部分。⑤患肌的英文，浮针医学开始时使用 pathological tight muscle。在英文中，有个词与其有点相近：taut band。taut band 是指由 MTrP 引发的紧密肌纤维束。不过，band 这词指的是带状的东西，人们很容易把肌腱、韧带或者条带状硬物都称之为 taut band。

因此，我们根据自己的临床经验以及感受，于 2014 年 12 月创造了一个新词——患肌（pathological tight muscle），后来英文名称改为 tightened muscle。

此外，在没有外伤、没有炎症的情况下，没有肌肉部位的疼痛也常都是由患肌引起，例如膝关节没有肌肉，但与肌肉紧密相关，肌肉通过肌腱和韧带与膝关节紧紧连在一起，所以说如果没有感染、没有外伤，膝关节的疼痛常常就是由于患肌引起的，膝关节局部本身没有问题，问题的根本就在患肌。

很多人把患者的主诉或者痛点当作患肌了，这是非常错误的。我们把这样的主诉或痛点称为第二现场。这是借用警察破案的一个术语，假设一个场景，在河流里发现的尸体，这个人生前实际上是在小树林里被人勒死，然后被凶手扔到河里的。在这个案件中，河流是第二现场，小树林是第一现场。警察分析案情得牢牢抓住第一现场。应用浮针医学治疗疾病也同样的道理。

因此，浮针医学中也有第一现场和第二现场之分。

患肌往往是第一现场，而由患肌引发的症状所在部位就是第二现场，这种第二现场现象临床很常见，如上文所说的膝关节病痛，其中膝关节周围疼痛部位是第二现场，而股四头肌的肌肉可能是第一现场，即患肌。再如大部分头昏、大部分肢冷、麻木等症状都是第二现场，而第一现场则是引起这些症状的患肌（图 3-1）。

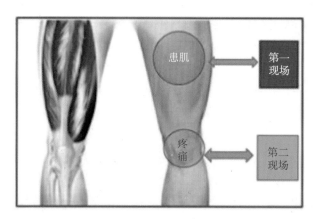

图 3-1　第一现场和第二现场（以膝关节疼痛为例）

第二节　MTrP、患肌的特点和临床表现

有关 MTrP 的理论，是目前西方针刺疗法、牵张疗法、注射疗法等疼痛治疗方法的理论基础，现在也是患肌理论的基础。

刚发明浮针疗法的时候，还没有了解 MTrP，随着对浮针疗法研究的不断深入以及我们对 MTrP 的不断了解，越来越认识到查找患肌或者寻找出患肌中紧张部位的边界是浮针疗法的一个核心环节。

经过这些年的临床观察和研究总结，我们认识到由 MTrP 引起的患肌是临床慢性病痛的主要原因，浮针疗法和其他外治疗法能够影响机体的主要环节也是对患肌的治疗。当然，浮针疗法也能治疗麻木、耳鸣、失眠、多汗、怕冷等病症，但所有能够治好的病症都是患肌引起，如果不是患肌引起的疾病就不容易治疗，也就是说，这些麻木、耳鸣、失眠、多汗、怕冷并不是浮针直接针对的病症，而是浮针治疗患肌后的附带作用。

一、MTrP 与患肌主要特点

（一）MTrP 的特点

1.肌肉内存在结节或条索，或仅仅是局部紧张。

2.在结节、条索或者局部紧张的部位上有定位明确的压痛点或者激惹点。

3.按压压痛点或者激惹点时可产生局部抽搐反应（local twitch response，LTR）、远隔部位的疼痛或者其他局部反应。

4.通过按摩压痛点或注射等方法可减缓病痛。

5.所受累肌肉伸直受限或无力，同时还可诱发植物神经症状，如血管收缩、局部肿胀、流涎、头晕、耳鸣等。

（二）患肌的特点

上述 MTrP 特点总结了 MTrP 的临床特征，不过，在临床上运用起来常常不接地气，我们这两年总结出的由 MTrP 形成的患肌概念，具有两大临床特点。

特点一：在运动中枢正常的患者相关肌肉放松情况下，医师触摸该肌肉时，医师指腹有"紧、僵、硬、滑"的感觉，患者局部常有酸胀不适感。

特点二：该肌肉的相关活动范围减小，偶尔还有乏力现象。

患肌的特点一是每个患肌都具备的，是确定患肌的主要标准。无论何种活动范围的肌肉都能被触摸到，只是需要初学者用心去练习，用脑去体会。

特点二常常被用于关节肌肉的评估，这个特点在活动范围大的肌肉上表现得明显，活动范围不大的肌肉常常难以评估。活动评估较为容易掌握，有客观化指标，常常被康复科、运动医学科等科室使用。

特点一和特点二，我们在临床可以结合使用。特点二可以说是宏观大体判断，可以量化，较为客观。问诊时使用特点二，触诊时利用特点一。因为特点二只有在活动范围大的肌肉上才能显示出来，鉴于临床慢性病的运动评估有时难以进行，所以请大家一定要依靠、利用特点一，加强触摸功夫的练习。

二、患肌的临床表现与体征

患肌引起的症状分为五大类，分别为患肌直接引起、间接引起或者由肌性内脏引起的病症。

（一）由患肌直接引起的临床表现

1.疼痛

患肌直接引起的疼痛多半表现为酸痛、胀痛、牵拉痛、冷痛、麻痛、绞痛、酸胀痛、酸麻痛、坠痛、下坠痛、坠胀痛、抽痛、窜痛、搏动样痛等，很多还会表现为压紧感、束带样、持续性疼痛。疼痛的程度和范围经常随着休息的多寡、情绪的好坏而上下波动，一般不会表现为灼痛、刀割样痛。这些疼痛如果出现在关节周围，其程度往往遇到阴雨天加重。

有时患者表达为局部"麻木"。不要听到麻木就以为真的是麻木，有时患者所说的麻木仅仅是酸痛、胀痛的另一种说法。真正的麻木很少出现在肌肉部位，所以出现在肌肉部位的"麻木"读者要注意鉴别。

2. 功能障碍

功能障碍主要体现在患肌协同运动丧失、向心收缩和离心收缩的能力下降，临床表现为关节活动范围减少，左右机体活动不协调不对称。

3. 乏力

乏力主要因为患肌功能减弱、工作耐力减退，患者主诉无力、乏力、疲劳、畏惧劳动、容易感冒等等。

（二）由患肌影响其内部或邻近的神经、动脉、静脉而引起的相关临床表现

1. 神经相关

患肌影响神经主要表现为麻木。此类麻木常常出现在患肌的下游（本书中的下游指的是患肌的远心端），在麻木范围内的麻木程度基本一致，没有渐进性的变化，这是临床中最常出现的一类麻木，常常被误以为是由于相关的神经根在颈椎或者腰椎受到压迫造成。

2. 动脉相关

患肌影响动脉主要表现为患肌的下游畏寒、怕冷、触摸时感觉体温较其他部位下降，有时表现为感觉一个上肢或者下肢都冰冷异常。

3. 静脉相关

患肌影响静脉多表现为患肌下游水肿、肿胀，皮肤变暗。

（三）肌性内脏病变与其相邻骨骼肌的病理性紧张同时发作

骨骼肌的患肌与肌性内脏病变常常伴发，这两者究竟是什么关系，是前者影响到后者，还是后者影响到前者，我们至今不是很明白。但可以确定的是，两者常有很密切的联系，因此两者常常同时出现，治疗后又同时消失。这些临床表现纷繁复杂，其主要相关受累肌肉和症状包括：①呼吸系统平滑肌：干咳、久咳、哮喘、呼吸不畅等。②心肌：胸闷、心慌、憋气、胸痛等。③胃肠平滑肌：胃痛、胃胀、食欲不振、消瘦、习惯性便秘、慢性腹泻等。④泌尿系统平滑肌：尿频、尿急、尿不尽、输尿管结石、漏尿等。⑤生殖系统平滑肌：女性痛经、月经异常、出现血块等，男性阳痿不举等。

（四）关于情绪与睡眠

情绪和肌肉之间的关系深层还不清楚，但很明显，肌肉与情绪大有关联，这种关联在日常生活中就可以明显地感受到，过度劳累时情绪败坏，严重时会有厌世情绪，休息充足后又会神清气爽，常易感觉到世间的美好。

多年的浮针临床让我们深深地感觉到患肌可以影响情绪，尤其是多个部位出现患肌时，会引起长期失眠，主要表现为入睡困难，同时还表现出情绪低落、悲观厌世的心理状态。

对于慢性软组织疼痛与失眠之间的关系，Moldofsky 有过一系列的研究。他认为许多感觉性的失调，包括疼痛等都会严重地干扰到睡眠，这样的睡眠失调也会增加次日疼痛的程度和范围。当肌肉长期地被保持在缩短状态，如果身体的其他部位压迫到患肌时，会使得患肌更为疼痛，失眠也更为严重，所以对于这些患者，不但要避免不必要的睡眠打扰，还要调整睡姿。

（五）不明原因的一类病症

MTrP 可以引起自主神经功能失调的症状，如异常的出汗、持续性的流泪、持续的卡他性鼻炎、过度的流涎、心前区不适、竖毛活动，以及本体感受性失调，包括本体感受不平衡、眩晕、耳鸣和举起物体时重量感知紊乱等。我们在临床上还没有观察到浮针对异常流汗、流泪、竖毛活动有治疗作用。有时浮针可以缓解卡他性鼻炎，我们曾应用浮针使一位过度流涎的患者症状好转，但由于卡他症状、过度流涎的治疗例数不足，我们还难以判定浮针是否确实对其有效，这些症状是否确实就是由于患肌造成的，是直接原因还是间接原因，目前我们还难以判断。

平衡功能异常经浮针治疗后能够有一定的好转，证明了本病症确实与患肌有密切关联。此外，临床上很多被诊断为小脑共济失调的患者，浮针治疗似乎也有一些效果，是误诊还是什么原因我们还不能判定。对于少部分耳鸣患者，浮针治疗也有一定效果，但仅仅是少数，大概 1/3 左右，且这类耳鸣与胸锁乳突肌常常有关。

（六）患肌的体征

1. 相关肌肉紧僵硬滑
很多中医人常常去触摸结节、条索，把这些东西理所当然地看成是 MTrP，事实上，只有肌肉才会出现患肌（存在 MTrP 的肌肉），千万不要把脂肪瘤、血管瘤、囊肿等也看成是 MTrP，更不能把肌腱、韧带等看成是 MTrP。

运动中枢正常，在肌肉放松的情况下，我们触摸肌肉时应该有松软弹性的感觉，当手下的肌肉出现紧张、僵硬、无弹性、滑溜等情况时，多数属于患肌。

2. 触摸时患者局部酸胀不适
大多数患者常常述说局部存在痛、酸，胀等不适感觉，尤其是在医师稍用力按压或者弹拨时，患者常常出现闪避的动作。

3. 活动范围受限
受累的肌肉或多或少地使与其相关联的运动活动范围缩小。

4. 无力
受累肌肉的力量下降，反应速度减缓，使患者常有无力感。

三、MTrP 和患肌的检测手段

目前，尚未有实验室检测或是影像学技术广泛地被用来诊断 MTrP，然而有三种可测量的现象有助于客观性地证明 MTrP 特征现象的存在，而且这些都是很有价值的研究工具。

1. 针极肌电图（needle electromyography）

在 1957 年 Weeks 和 Travel 就预见到 1993 年 Hubbard 和 Berkoff 的报告，他们采用针极肌电图发现了被指为肌筋膜的 MTrP 特定性的肌电图活动。之后的兔子和人体的研究都证实了自发性低电位的运动终板噪声（endplate noise）活动与高电位尖峰（spike）活动的存在，这些都是肌筋膜的 MTrP 高度特征性的信号，但这现象并非该疾病所特有。

2. 超声波影像（ultrasound imaging）

利用超声波来观察局部抽搐反应（LTR），最先是由 Michael Margolis 提出的。这项观察后来由 Gerwin 和 Duranleau 跟进。除了肌电图（EMG）记录之外，这种影像学技术不仅提供了具体化研究 LTR 的另一种方法，它作为一种影像学技术也有极大的潜力来客观性地为 MTrP 进行临床诊断。然而这种检测仍需要检查者熟练地使用弹拨式触诊的技术，或是以针头刺入 MTrP 之内，以诱发出这种抽搐的反应。

3. 表面肌电图（surface electromyography）

MTrP 会扭曲或扰乱正常肌肉的功能，加重肌肉过度的负荷，减低其工作的耐受性。早先的观察者已经报道了 MTrP 在这一方面对于肌肉活动的不利影响。受累肌肉增加的反应度，会在当肌肉做随意性收缩或承载负荷时，通过异常高振幅的肌电图活动所显现出来。上斜方肌被认为是一块易被兴奋化的肌肉，虽然该肌肉在休息状态下没有不正常的运动单元活动，但当它存在 MTrP 的话，其做随意性收缩时，就容易有"过度反应"的现象发生。当头部屈曲与伸直时，有 MTrP 的上斜方肌和／或胸锁乳突肌的表面肌电图的振幅，会比没有 MTrP 的高出许多。Headle 的研究也显示，当患者尝试同时耸动其双肩时，与对侧边没有受到侵犯的肌肉相比较，有 MTrP 的上斜方肌也会有相似的、显著的肌电图活动增强现象。

4. 磁共振弹性成像（magnetic resonance elastography，MRE）

MRE 是在磁共振（MRI）基础上研制出来的一种新型的无创成像方法，能直观显示和量化组织弹性，使"影像触诊"成为了可能。美国罗切斯特市的 Chen 和他的同事们用 MRE 进行了关于 MTrP 的开创研究发现条索（taut band）的硬度（9.0±0.9KPa）高出周围肌肉组织 50% 多。这是很有前途的检查方法，可能为几个世纪以来 MTrP 客观化研究打开新的篇章。

第三节　MTrP、患肌的分类

MTrP 最常用的分类方法，是根据患者表述局部疼痛与否分为两类：显性 MTrP

（active MTrP）和隐性 MTrP（latent MTrP）。显性 MTrP 就是除了满足 MTrP 的特点外，在没有外界压力的情况下，患者还感觉到局部疼痛，比如患者主诉斜方肌上缘疼痛，医师检查该处有 MTrP，这个 MTrP 就是显性 MTrP。隐性 MTrP 是指在没有外界压力时，患者不感觉到自发性疼痛，但医师可以检查到该处有 MTrP，这个 MTrP 就是隐性 MTrP。

显性 MTrP 和隐性 MTrP 两者之间在一定的条件下可以互为转换。在按摩、膏药或者天气好转、情绪好转等情况下，显性 MTrP 可以转变为隐性。当延误治疗、治疗不当、天气阴凉、情绪郁闷、相关肌肉劳累等情况下，隐性 MTrP 也可以转变为显性。

如果把显性 MTrP 比喻为交通信号灯的红灯，而把没有 MTrP 形容为绿灯的话，隐性 MTrP 就是黄灯。黄灯也很危险，很容易转换为红灯。

还有一种分类方法，把 MTrP 分为原发 MTrP（key MTrP，primary MTrP）和继发 MTrP（也称为卫星 MTrP，secondary MTrP，satellite MTrP）。因为疼痛是可以扩散的，最先出现的 MTrP 即是原发 MTrP，扩散后形成的 MTrP 就是继发 MTrP。治疗原发 MTrP 后有助于继发 MTrP 的缓解。甚至有人只要治疗原发 MTrP，可以置继发 MTrP 于不顾，不过根据我们的临床经验，主张这两种 MTrP 都必须兼顾。

多数情况下，原发 MTrP 为显性 MTrP，但少数情况下，原发 MTrP 可为隐性 MTrP，或者刚发病时原发 MTrP 为显性的，而来诊时已经变为隐性的。继发 MTrP 可为显性也可为隐性。

在临床上，把 MTrP 分为原发与继发似乎意义不大，而且大部分情况下，实在难以确定。分为显性和隐形，是有临床意义的，但有时对临床价值也不是很大。显性和隐形 MTrP 与前文所说的第一现场和第二现场的概念有相同的地方，但也有很大不同：①患肌的概念来源于 MTrP，两者表达的着重点不一样。②显性 MTrP 常常被理解为痛点，而第二现场大都在非肌肉部位，例如通常所谓颈椎病引起的头痛就是第二现场。③第一现场都在肌肉部位，有时表现出显性 MTrP 的特征，有时表现出隐形 MTrP 的特征。

对于患肌的分类，浮针医学把它分为责任患肌和非责任患肌。责任患肌就是与患者主诉相关的患肌，非责任患肌与患者主诉不相关。年长的患者常常有非责任患肌，治疗时一般可以不理会，嘱咐患者生活中多注意休息，锻炼时少劳动这些非责任患肌即可。

患肌的部位有时就在症状分布的部位，但多数情况下，患肌和主诉部位常常不在一起，主诉部位为第二现场，患肌是第一现场。如何根据第二现场的部位查找患肌呢？患肌和临床症状之间有密切联系，也有规律可循。这个规律浮针医学命名为"第二现场规律"，具体如下：①不在肌腹部位的慢性非感染性疼痛一定是由于患肌引起。②引起第二现场的患肌至少一个。③患肌的附着点，或患肌延伸的筋膜处于第二现场。④如果患肌和第二现场之间没有直接联系，那么两者之间一定还有其他患肌存在。

浮针医学把那些附着点或延伸筋膜处于第二现场的所有肌肉定义为嫌疑肌，于是就有这嫌疑肌和非嫌疑肌样的分类。嫌疑肌是个很重要的概念，尤其是对初学者来说，罗列嫌疑肌和逐一排查嫌疑肌是浮针治疗的核心步骤。

第四节　检查患肌的意义和方法

在浮针的实际临床中，检查患肌是靠医师的手指触摸来实行的。触摸患肌对于针灸工作者、推拿工作者、伤科医师原本应该不难，难的是改变触摸习惯和思维习惯。针灸医师们容易受传统针灸理论影响，沿着经络或者常见的反应点去查找，推拿医师们容易大力按压局部，伤科医师干脆不重视触诊，部分人只愿意看片子。所以正确的检查患肌非常重要。

一、检查患肌的意义

（一）对诊断意义重大

很多人迷信影像学的资料，认为那些骨质增生、突出的髓核等是病症问题的关键，而忽略了肌肉的病变。其实除了神经元本身病变、外伤病痛造成的疼痛外，绝大部分的疼痛直接原因来自于肌肉的病理性紧张，医师在诊疗过程中不去检查患肌，只关注骨头，无疑是缘木求鱼。有些医师唯片子为尊，片子报告写什么，他就诊断什么，不知道诊断是临床医师而不是医技科室医师的事情。有没有患肌是病痛诊断的关键，是诊断的直接要素，影像学资料只能起到间接的作用，只能辅助诊断。

（二）有益于精准治疗

迄今为止，浮针医学认为患肌几乎是浮针疗法的唯一靶点。从临床角度看，确实有有极少数情况手下没有感觉，但实际效果也不错，我们推理这是数量多而体积小的肌纤维紧张引起，因而无法用手触摸到。患肌是敌人，浮针是机关枪。如果没有敌人，或者没有发现敌人，机关枪再强大，做的也是无用功。

（三）有利于预后指导

有明确的责任患肌比没有明确责任患肌的疾病，在浮针疗法的效果预测方面要乐观很多。医师能否触摸到患肌是我们在临床判断预后的重要指标，甚至是我们是否给予治疗的重要指标。

可能是因为长期沉浸在传统思维习惯中，人们不习惯或者不重视触摸患肌，以为只要对着病痛点扎针就可以了，不知道这样做有如下弊病：①单纯听患者主诉，也就是第二现场，医师就会忽略第一现场，第一现场才是疼痛的发动机，如果仅仅处理第二现场，效果会大打折扣，甚至根本无效。②老年患者常常感觉不灵敏，表述不清，若不检查触摸患肌，会丧失大量有用资料。③触摸越少，手指的灵敏度越低，不利于初学者经验的累积与对疼痛理解的加深。④缺少触摸患肌的过程，使浮针治疗没有针对性。⑤对于部分慢性病患者，第二现场和第一现场常常是分开的，如果不检查责任患肌，不把患者忽略的第一现场找出来，不找出患者没有发现的病痛，患者指到那里，就治在那里，无论是效果还是患者对医师的感觉都不会好。

（四）对治疗过程中调整方案至关重要

在浮针治疗过程中，不是一矢中的，相关患肌的寻找也是在治疗过程中确定的，患肌的触摸和评估一直伴随浮针治疗的整个过程。在治疗过程中，我们要看正在处理的患肌是否处理彻底，如果处理彻底，就可以继续寻找其他相关患肌。

二、检查患肌的方法和注意事项

（一）患肌检查的步骤

对于初学者而言，检查患肌主要有以下五步骤。

1. 标记出患者告知的病痛处。

2. 根据疼痛部位罗列所有嫌疑肌。

3. 复习相关肌肉的两端附着点和走向。

4. 医师用指腹在肌肉的肌腹沿着与肌肉走向垂直的方向进行触摸（图3-2A），用力的程度为在指甲后方的白色弧线刚刚出现时即可（图3-2B），触摸时不能固定在一点，而要上下滑动指腹，然后再左右探查，把发现的异常感觉区域标记出来，最好每个患肌都能清晰地标记出边界。

5. 把所有与病痛处相关的患肌标记后，再对比这几个患肌的手下感觉哪个更严重一些，哪个相对好些，最严重的打个4个"+"号，正常的打"-"，以此类推。

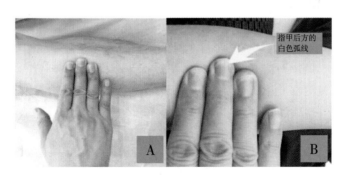

指甲后方的白色弧线

图3-2　触摸患肌手指方向和用力程度

（二）检查患肌的注意事项

医师在检查患肌时，一定要用心，手随心动。患肌是初学者的一道坎，有的人学得快，有的人学得慢，但只要用心，都能学会。主要的注意要点如下。

1. 检查前一定要确保患者体位适当，局部处于放松状态。这一点很重要，因为任何肌肉不放松都会处于紧张状态，与患肌难以区分。

2. 主要是触摸检查，而不是按压检查，只有当你感觉到手下异常时，才能问患者在你触摸的局部是否感觉酸胀不适，甚至感觉异常。最好再感觉身体对称点是否也有异常，切忌心急重压痛处，任何地方重压都会疼痛。

3. 用大拇指或食、中、无名指的指腹触摸。因为这些指腹感觉灵敏。一般不要用指尖，绝对不能用指甲、指间关节，更不能用肘尖。

4. 检查关节附近患肌时，可和缓多方位地活动关节。如果保持一种体位或者说关节处于一种状态，局部很难完全放松，在这种情况下，便需要活动关节。在坐位检查颈椎棘突两侧的患肌时，尤其需要轻摇头部，以轮番放松颈椎两侧肌肉。

5. 不能完全听命于患者。检查患肌前，先询问病痛大体位置，然后广泛探查，力量由轻到重，循序渐进。不能患者指到哪里，就只查那里。因为患者的感觉往往不全面，尤其是老年人。

第五节　传统针灸与 MTrP、患肌

针灸学是我们祖先留下的宝贵财富，也是我们民族对世界的重要贡献，但是，我们不能因为曾经的贡献而不再正视自己的不足，必须清醒地认识到：针灸学中的一些相近的概念和 MTrP 毕竟不是同一回事，这已经有不少学者比较了针灸穴位和 MTrP 之间的不同。

按压 MTrP 时可出现局部敏感痛点，甚至可引起远端疼痛，有时还可产生感传性植物神经症状以及本体感觉障碍。它的产生常与内脏性疼痛、神经根性疼痛及肌筋膜性疼痛有关。从其临床特征来看，MTrP 与传统针灸学中的阿是穴十分类似，但它更系统，且有其现代医学的理论与临床基础。由于 MTrP 与包括阿是穴在内的传统针灸穴位无论是主治、针感，还是生理、病理特征均有一定的联系，因此积极跟踪关于 MTrP 与穴位比较研究的成果，对于阐述循经感传现象的机制、穴位的实质，甚至针灸治疗的原理等无疑有重要的帮助，同时也能加深我们对 MTrP 的理解。

Myofascial Pain and Dysfunction: The Trigger Point Manual 这本书记载全身存在 255 个 MTrP，数量大约是中国传统针灸经穴的 2/3 稍多。我们认为统计 MTrP 的个数是不可取的，所以建立了患肌的概念。

由于 MTrP 所诱发的疼痛可以沿整块肌肉向远端部位传导，产生远隔部位的疼痛，且当受到机械刺激如针刺时，可减缓疼痛，这与针刺刺激穴位的效应十分相似。早在 1977 年，提出疼痛"闸门学说"的 R. Melzack 等比较了二者的疼痛主治及感传痛路线，发现 MTrP 与传统针灸穴位具有高度的一致性，二者符合率达 71%。但由于他将穴位即其 3cm 的范围与 MTrP 均视为重叠，这一结果遭到 MTrP 理论的创始人 Travell 和 Simons 的否定。Travell 和 Simons 认为，传统的针灸穴位是固定的，而每个人的 MTrP 位置都不一样，只是为了叙述方便，才在书上标记出来，没有任何两个人的 MTrP 位置完全一样。此后 Birch 发现，传统针灸教科书中许多针灸穴位的主治中并没有提到主治局部疼痛病证，通过进一步的分析与比较，他认为，较之经穴及经外奇穴，MTrP 跟阿是穴更相似。但是 Travell 等并不认同这些观点，认为 MTrP 不同于正常的腧穴，也不同于中医的阿是穴。

早期的针刺部位实际上就是当今我们所谓的阿是穴，即"以痛为腧"。如《灵枢·背俞》说："则欲得而验之，按其处，应在中而痛解，乃其俞也。"后来发展为孙思邈的"阿是之法"。正是随着这种"阿是穴"的增加，人们发现有些穴位的位置相对固定，才逐渐开始有了固定的名称，并逐渐积累，越来越多。随着经络理论的发展，由于许多腧穴位于经络线上或附近，这样，古人逐渐给这些穴位安个"家"——"归经"，于是便有了"经穴"与"非经穴"的区别。《黄帝内经》成书时，归经的腧穴只有161个，《针灸甲乙经》问世时，经穴已达349个。由于不同时代、不同医家的观点各异，因此，对同一穴位便出现了不同的归经。直至清代《针灸逢源》问世，361个穴位才有了统一，并有了公认的"家"。这是一个渐进的过程，不是一蹴而就形成的。例如膏肓俞、厥阴俞、风市等在《备急千金要方》还原本是经外奇穴，后来才被归为经穴，现在所谓的"阑尾穴""胆囊穴"最初也只是阿是穴，后来才逐渐成为奇穴。在现在的各种针灸学教材中，印堂穴属于经外奇穴，但有人已经感觉有必要把它归于督脉。由此可见，阿是穴、经外奇穴、经穴不过是腧穴的三个总结阶段，没有绝对明确的界限。很多经穴、经外奇穴和阿是穴一样，是几千年中国的医师们触摸出来的，要说MTrP和腧穴没有关系，肯定是说不通的。

尤其是阿是穴，既无定位，又无穴名，更无归经。阿是穴首见于孙思邈的《备急千金要方》："有阿是之法，言人有病痛，即令捏其上，若果当其处，不问孔穴，即得便快成痛处，即云'阿是'，灸刺皆验，故曰'阿是'也。"医师在检查MTrP时触摸到结节、条索、局部紧张后，稍按局部，问患者是否有酸胀疼痛等不适，几乎和阿是穴的探查如出一辙。虽然不能说阿是穴是MTrP，但是完全可以说：所有的MTrP都是阿是穴或者潜在的阿是穴。

不仅仅部位的重叠，干针针刺MTrP时的局部抽搐反应（local twitch response，LTR），与针灸针在穴位内的得气或者滞针现象，也相当相似。

但是，我们不能因为部分腧穴和MTrP重叠，或检查阿是穴和触摸MTrP相似，或得气类似LTR等原因，就认MTrP不过如此，不值一学。

针灸学中的腧穴与MTrP确有不同之处。前者不仅有病理属性，还有生理属性，而后者则主要具有病理属性。中国古代人在长期的临床实践中，不可能没有发现MTrP，只是他们没有把这个病理属性系统化理论化，而仅仅把它当作一种兼具生理和病理特性的医学现象，因为古代人对生理和病理往往区分得不很严格，甚至现在还有很多人把生理和病理现象混为一谈。例如针灸学认为阳陵泉穴位常常因为胆囊炎而有压痛现象，针刺阳陵泉可以治疗胆囊炎，压痛现象是病理现象，针刺治疗是一种生理功能。类似的这种现象比比皆是。如果我们连最基本的病理和生理现象都没有很好地区分开，不能深入了解病理现象，掌握生理规律，便不能得到系统有效的研究结论。

当人们谈及腧穴的时候，首先想到的是这是一个针灸治疗的部位，而论及MTrP，更应该知晓这是个肌肉内局部敏感的压痛点，是肌肉处于病理状态的挛缩。我们只有对病理状态的充分认识和了解，才有可能洞悉疼痛医学之奥秘，才有可能掌握解决疼痛问题的钥匙。

因此，我们既要认识到 MTrP 不是外国人的专利，也要知道我们对腧穴认识中的不足，既不盲目崇洋，也不盲目自大。

近年来，在 MTrP 相关理论和临床实践的基础上，西方提出了所谓的西方医学针灸疗法（western medical acupuncture）或西方针灸疗法（west acupuncture）的针刺疗法，由于其主要刺激点是 MTrP，所以又称之为 MTrP 针刺疗法（trigger point acupuncture）或干针疗法（dry needling）。这种新针刺疗法在欧美等国家和地区迅速发展并成熟，且影响越来越大。虽然干针疗法与《黄帝内经》中的合谷刺、传统针灸中的白虎摇头或者苍龟探穴等方法非常近似，但是由于干针疗法具有强大的科研背景，被相当多的临床医师反复运用和证实，其扩展的势能远胜针灸传统方法。

事实上，干针疗法中的所有操作技术，我们在古代文献中或者现代临床都在零散地运用着，可惜我们没有强大的理论，没有进行尽得起反复推敲的实验验证，更没有强力地向国内外的推介，导致藏在深巷人不识，不仅仅国外的人不识，国内的针灸工作者也有很多人对此陌生。

由 MTrP 理论发展来的患肌与针灸理论之间也存有密切的关系。浮针医学以为患肌不仅仅与穴位有关，也与经络的形成有关。我们很难想象千百年来，历代先贤都没有触摸过肌肉，只是他们或许把肌肉与其他软组织混在了一起。在检查慢性胃病的时候，我们经常能够发现，患肌不仅仅出现在腹直肌，也出现在股直肌或者股四头肌的其他肌束，也常常出现在胫前肌，这不正是足阳明胃经的循行路线吗！因此我们可以猜想先贤们其实已经发现了这些患肌，但因为没有肌肉的概念，只能用经络这样的名词表达出来，类似的这些情况也可见于足少阳胆经、手厥阴心包经。

穴位的产生应该与患肌有关联，理由是：①部分患肌，尤其是急性肌肉劳损，往往就是痛点，不很严格地说，就是阿是穴的另外一个称呼。②"远段治疗"是浮针治疗时对付在一个区域内出现多个患肌的办法，古人也很可能根据经络学说对此种情况做了治疗，只是先贤们没有细针和皮下组织的概念。

不过，传统穴位与患肌还是有很大的区别：①传统穴位的概念常常兼具生理和病理两重特性，既是病理点，也是治疗点。而患肌仅仅表示肌肉功能性病理改变的概念，治疗进针点常常在患肌的周边或者临近的四肢。②穴位是点的概念，而患肌则是立体的概念。③阿是穴常常是第二现场，与患肌截然不同。④经穴都是固定的位置，而患肌常常不固定，尤其是浮针的进针点更不固定。

第六节　MTrP 形成机制

关于 MTrP 形成原因，有多种学说，如 Hubbard 及 Berkoff 提出的肌梭假说（muscle spindle hypothesis）、Gunn 提出神经病理过程假说（hypothesis of neuropathic process）、瘢痕组织假说（scar tissue hypothesis）和 Simons 的能量危机学说（energy crisis theory）。随着时间的推移，其他的假说渐渐失去了影响力，而能量危机学说以其卓越的公信力被越来越多的人所接受。

总的说来，MTrP 由神经 – 肌肉失调引起，或与其有关联。MTrP 可因某些复发因素而难愈或加重。

通俗地说，除了神经细胞本身发生病变的原因还没有清楚以外，肢体疼痛产生的主要原因与组织或者细胞"哭泣"有关，哭泣的眼泪被外周神经系统感受，在高级中枢显示了出来，从而有了疼痛的感觉。组织或者细胞哭泣的原因是因为组织或者细胞在挨饿，挨饿主要源于食物供应管道受到外界压力的影响而运行不畅。外界压力主要因于局部组织肌肉的紧张僵硬，而细胞挨饿"哭泣"又会加重局部肌肉的紧张，这就是所谓的能量危机导致肌肉挛缩，肌肉挛缩又加重能量危机的恶性循环（图 3–3）。

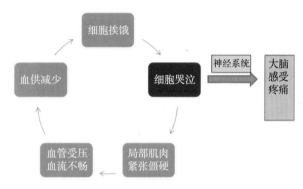

图 3–3 能量危机学说比喻图

如果将细胞比喻为小孩，小孩没有奶粉会哭泣，细胞缺血也会哭泣，小孩哭泣的目的是让大人喂食物，细胞哭泣的目的是让人保护它，不要让它干活。我们治疗的主要目标是改善肌肉的紧张僵硬，解除外界压力，恢复细胞组织的食物正常供应。

这里就需要探讨一下 MTrP 形成的病理的机制究竟是什么。

MTrP 形成的主要的内因多由于遗传、老化等问题造成的神经肌肉功能下降引起（Simons 称之为功能障碍的神经末梢），其外因多与相关肌肉的过度劳累有关。这些内外因在神经 – 肌肉接头处的兴奋传递过程中，使得运动终板乙酰胆碱（acetylcholine，ACh）大量持久地量子式释放，细胞膜持续去极化。在骨骼肌的兴奋 – 收缩耦联过程中，肌浆网对 Ca^{2+} 贮存、释放和再聚积大量增加，导致肌肉持续挛缩，从而出现结节、条索或者局部紧张。在这些复杂的过程中，由于乙酰胆碱的释放、持续去极化、Ca^{2+} 的运动、肌肉的收缩等环节都需要大量的能量。可是这个时候能量的供应已经出现了问题，如上面所说的结节、条索、局部紧张压迫血管，使血液供应减少（持续性收缩在超过负荷的 30% ~ 50% 时，肌肉里的循环血液明显地减少），从而造成了一些与外界相对隔绝的封闭小区域，这些小区域中的代谢产物（组胺、5– 羟色胺、激肽、前列腺素、P 物质、钙基因相关肽等）不能输出到小区域之外，同时又刺激运动终板，使得释放更多的乙酰胆碱，形成新的去极化。上述过程如此反复最终形成了一个恶性循环（vicious circle）（图 3–4）。

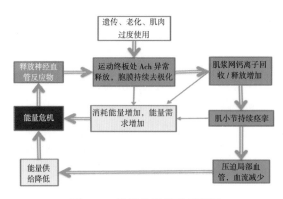

图 3-4　能量危机学说示意图

能量危机学说目前已得到了持续不断的大量证明，例如持续去极化可以在肌电图上显示出终板噪声，此时的肌肉硬度增加，能量供需失衡。最近 Shah 等人运用微分析技术证明了 MTrP 局部的缓激肽、P 物质、降钙基因相关肽（CGRP）、肿瘤坏死因子 α、白细胞介素 -1β、白细胞介素 -6、白细胞介素 -8、5- 羟色胺和去甲肾上腺素等生化反应物远超周边正常组织，且 pH 值低于周边正常组织。

第七节　以往 MTrP 的治疗方法

对于 MTrP 的治疗，事实上我们国家使用的方法比国外还要丰富，名目还要繁多，理论也精彩纷呈。只是大家因为不具备相关的理论知识，以为治疗后改变的不是 MTrP，而是突出的椎间盘、错位了的小关节、入侵的风寒湿邪气、持久的粘连等。我们经过大量的临床实践渐渐地发现，这些理论都只反映了某些侧面，总有很多自相矛盾、解释不了的问题存在。

现在我们仅介绍国外治疗 MTrP 的诸多方法。

对于国外的诸多治疗方法，MTrP 治疗的总治疗原则是：使肌纤维内肌节的长度均等，舒展短缩的肌肉，也就是舒缓（英文中常用 deactivate 或者 release 来表示这层意义）MTrP。

一、局部喷洒与牵拉

W. Model 在 1952 年，首先报道了在皮肤上喷洒氯化乙烷（ethyl chloride）可以缓解骨骼肌肉疼痛，如果喷洒药物联合局部组织牵拉有更好的效果，可是氯化乙烷太冷，这种喷雾剂可以产生很低的温度，而且容易引起爆炸，风险太大。后来，Travell 研究出一种混合物氟甲烷（fluori methane），这种混合物无毒，无爆炸性，也不刺激皮肤，但可惜的是，这种混合物可以破坏大气臭氧层，现在已经不允许在各个国家商业使用。

对于肌肉疼痛的患者，几乎任何牵拉受累肌肉增加其无痛性活动范围的做法，都有益处。但是医师不可以与患者进行快速大力的牵拉，因为这样容易引起保护性收缩，造成肌肉反射性的痉挛。

这种牵拉治疗的有效性被应用到了牵引。不过，很多人没有明白牵引的原理，以为牵引使得椎间隙扩大，从而使得压迫神经根的症状减弱或者消失。这是个有意思的事情，错误的理论有时会导致正确的实践。这在疼痛学界尤为突出，在啼笑皆非的理论指导下的实践有时也能治好患者。

二、超声波

临床上，很多医师运用超声波治疗 MTrP，并有很多报道证明了它的有效性，但至今没有循证医学的支持，当然超声波治疗的机制也尚未明确。

三、经皮电神经刺激

说经皮电神经刺激（transcutaneous electrical nerve stimulation，TENS）可能人们还不很熟悉，它的缩写 TENS 可能更有名。TENS 是一项被确定可以用于缓解疼痛的一种方法。

四、药物治疗

非甾体类消炎药，可以部分缓解 MTrP，可惜没有针对性，而且常有比软组织伤痛还可怕的副作用。

五、注射治疗

注射治疗是西方运用的比较普遍的一种治疗 MTrP 的方法（图 3-5）。注射的要点是针头碰触到 MTrP 并引起局部抽搐反应（LTR）时效果最佳。注射药物主要有普鲁卡因、利多卡因、长效的局麻药、生理盐水、肾上腺素、激素、肉毒杆菌毒素 A 等。此后人们发现不管用什么药物，只要没有毒害都有一定效果，于是人们进行了比较研究。CZ Hong 和 B Jaeger 等发现空针针刺与注射普鲁卡因、利多卡因等麻醉溶液疗效一样，这些研究结果显示治疗的关键因素不是药物，而是针刺本身，这也是后来干针治疗的理论基础。

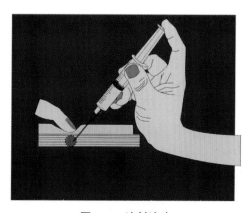

图 3-5　注射治疗

六、干针治疗

干针疗法（dry needling）是在注射治疗的基础上发展起来的一种疗法，这种疗法用不含注射液的注射针（即孔针）或者针灸针，重复扎入肌肉的 MTrP，引起局部抽搐反应，使肌肉放松。

关于干针疗法的机制，现在还没有一致的认识。Fischer 认为干针的治疗机制在于打破组织的 MTrP；Gunn 认为组织胺的释放才是干针治疗的关键；Ingber 的观点与他们两个都不相同，认为干针主要是透过电流来缓解紧绷的肌肉。干针疗法的优点在于起效快捷，可以马上改善关节活动范围，缺点多表现为治疗过程较痛，容易产生治疗后的局部酸痛。

第八节　再灌注活动

再灌注活动是浮针医学的重要组成部分，是浮针疗法取得理想的临床疗效不可或缺的重要步骤。特别是在治疗疑难杂症的时候，再灌注活动往往是取得疗效的最关键的一步，是有效和无效的分水岭。临床上，我们经常遇见反复发作的病例，这样的病例往往有良好的即时效果，但是总是出现反复，在分析反复的原因中，对患肌的再灌注活动不充分或不正确常常是不容忽视的因素。

一、再灌注活动的原理

再灌注活动是浮针发明人在多年的浮针临床实践中逐渐总结和概括出来的，是史无前例的，而且这个理论还在日渐完善。

再灌注活动（reperfusion approach）是从浮针操作过程中的辅助手法延伸而来的。再灌注活动是根据血液再灌注的观念提出来的，泛指通过采用适量，有针对性的外力或者患者自己的力量，持续地、重复地舒张和收缩局部肌肉或者相关联的肌肉，从而使得局部肌肉或者相关关节的血液充盈，使微循环得到改善，帮助身体缺血的组织恢复到正常状态的活动方法。

再灌注活动的理论是基于 MTrP 的能量危机理论，也就是患肌的能量危机理论。临床上绝大部分慢性的软组织疼痛都是由于患肌引起的。患肌的缺血缺氧是引起疼痛的病理基础，而治疗疼痛正是改善患肌的缺血缺氧状态。组织缺血就需要改善微循环，输送含氧丰富的健康血液来改善缺氧状态，而改善缺氧状态最简单的方法就是将外界大量新鲜血液输送到缺血的局部组织去，使得局部组织得到灌注。灌注过程中存在着压力差，因此新鲜血液进入的同时，必将会把患肌缺血区域内淤积的代谢产物冲刷出去，进入新的循环从而排出体外，从而打破患肌的能量危机的恶性循环，使患肌恢复活性，逐渐修复转为正常肌肉组织。简单机制如图 3-6 所示。

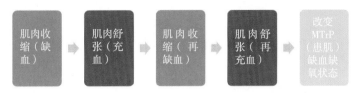

图 3-6 再灌注活动的基本机制示意图

二、再灌注活动的基本方法

再灌注活动的实施是根据肌肉功能来进行的，刻意地使患肌收缩－舒张是再灌注活动的核心。肌肉的收缩包括向心收缩和离心收缩，因此再灌注活动的基本方法包括收缩－舒张和拉长－放松。这两种方式都能有效地将肌肉内或肌肉深部的动脉血管中的血液挤出来，再把新鲜血液泵进去，以达到再灌注的效果。

再灌注活动的基本方法就是根据患肌的功能，做患肌收缩－舒张或拉长－放松的动作。具体操作可举例说明，如以肩胛提肌为例，首先我们需要了解它的功能，双侧收缩时可以伸展头颈部，单侧收缩可以向同侧侧头、向同侧转头、上抬肩胛骨。关于这块肌肉的再灌注活动，我们可以这样设计：嘱患者取坐位治疗，同侧转头抗阻、耸肩抗阻以及仰头抗阻。也可以让患者低头向对侧侧头、转头配合拉长加压。

因为临床是复杂多样的，所以浮针医学中的再灌注活动方法要因不同的情况，灵活多变，如患者的临床症状是慢性咳嗽，当我们检查发现患肌是胸背部肌群的时候，再灌注活动可以设计为自主地深部咳嗽；当处理颞颌关节炎时，再灌注活动可以设计为张嘴－闭嘴、反复咀嚼物体；当遇到患者仅有行走时疼痛，其他体位没有症状时，可以选择原地踏步作为再灌注活动的治疗方案。

三、再灌注活动的注意事项

1. 幅度大

进行再灌注活动时，浮针医学要求被治疗的患者的动作幅度要大，即根据患肌的解剖功能活动，让患者做最大幅度或最大强度的动作。这里需要强调的是，关于最大幅度或最大强度的动作是患者自己能做到的最大强度或最大幅度动作，而不是医师强制到的最大幅度或最大强度，也就是说再灌注活动的幅度与强度往往取决于患者本身的力量。有时医师也可以给予反方向同样的力量，这样既保证了充分的再灌注，又能避免肌肉的医源性损伤。

2. 速度慢

患者在进行再灌注活动时，动作速度要放慢。一般完成一个再灌注活动的时间在10秒左右，速度过快容易引起肌肉新的损伤，或者治疗后肌肉酸痛不适，同时也会影响再灌注效果（图 3-7）。

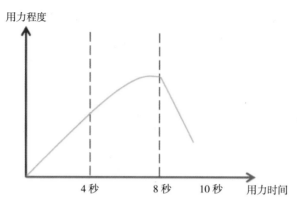

图 3-7　再灌注活动时加载负荷与时间之间的大体关系

3. 次数少

使用再灌注活动治疗的次数并不是越多越好，医师为避免患者的医源性损伤，可以根据自身临床经验适当调整，一般的，同一组再灌注活动动作以不超过 3 次为宜。

4. 间隔长

为了让相关患肌得到休息，避免医源性损伤，医师在完成同一组患肌的一组再灌注活动后，至少半小时内不要对相同患肌进行下一组再灌注活动。

5. 变化多

由于每一块肌肉的横截面上的不同群组的肌纤维功能一致，所以稍改变患者的运动方向，就会影响到不同的肌纤维，因此针对某一块患肌，它的再灌注活动也是多样的，为了彻底消除患肌，临床上需要多变的再灌注活动。

四、再灌注活动与针灸运动、拉伸的区别

传统针灸治疗中也有边治疗边活动的方法，同样，在西方手法治疗和干针治疗中也存在边治疗边拉伸的操作方法，那么再灌注活动与这两者存在异同点吗？

首先，再灌注活动与传统针灸治疗中的活动的相同点在于都来自临床经验，都在治疗过程中进行。对于它们的不同点：①再灌注活动时浮针的针刺部位不受限制，传统针灸在针刺活动时为了避免针刺引起的不适和针体折断的风险，往往选择远离病患部位。②再灌注活动是针对患肌的功能解剖设计实施的，有针对性，传统针灸活动仅仅是无针对性的活动。③再灌注活动不是简单的肢体活动，它常常是大幅度大负荷的收缩活动，而针灸中的活动无需加大负荷。

在西方 MTrP 的治疗中，拉伸（streching）是个重要组成部分。目前认为拉伸活动拉长了 MTrP 的收缩结节中缩短的肌节，使肌动蛋白与肌球蛋白之间的重叠部分逐渐地减少，并使所需消耗的能量降低。当肌节达到完全牵拉的长度时，重叠部分达到最小，且能量消耗也大幅度地下降，从而打破了 MTrP 能量危机的恶性循环的关键环节。Zohn 与 Mennel 强调在 MTrP 注射治疗之后，如果未予牵拉，意味着治疗的失败。

再灌注活动与拉伸的相同点在于再灌注活动和拉伸都是以 MTrP 的病理生理为理论

基础。两者的不同点主要为拉伸仅仅强调肌纤维拉长是治疗 MTrP 的关键，认为肌纤维拉长才是治疗目标；再灌注活动不但包括肌肉的拉长和放松，还包括肌肉的收缩与舒张，其目的是使 MTrP 周围的血液重新灌入本来缺血的 MTrP，加速了 MTrP 的缓解，也可以说拉伸是再灌注活动的一种活动方式。

第四章 浮针疗法的机制 ▷▷▷▷

浮针疗法是传统针灸学的发展，属于现代针灸学，主要原因是浮针疗法已经朝着基础医学学科方向迈进，但这并不是说浮针疗法的机制已经尽在掌握中，还有相当多的内容不清楚急需证实或者证伪。

本章内容将与浮针机制相关的研究和理论进行介绍，具体包括浮针疗法与液晶态理论；浮针疗法和引徕效应；浮针疗法与神经系统的关系；从中医角度看浮针疗法等。

第一节 浮针疗法与液晶态理论

有人在研究经络物质基础时断言，结缔组织不仅是各种器官、组织、细胞的载体，而且与细胞进行着物质交换、信息交换，可能还存在着能量交换等多种联系。因此有理由认为结缔组织中还潜在着许多尚未被发现的功能，并对整个生命机体起着重要的作用。

也有人认为所有治疗形式——针刺、对抗疗法、按摩脊柱法、整骨术、外科疗法、健身等在治疗中都是通过结缔组织来实现的。因为有大量的资料表明，结缔组织是一种能将生物电信号传送到身体各部分的半导体通信网络。

所谓的半导体通信网络就是指液晶态。物质在熔融状态下虽然获得了液态物质的流动性，但在材料内部仍然保留有分子排列的一维或二维有序，这种兼有晶体和液体部分性质的状态称为液晶态。液晶态具有压电和反压电效应。

什么是压电效应？医用超声波的发明，物理学家们就利用了晶体的压电效应，而这些晶体包括石英、锆钛酸铝、钛酸钡、钛酸锂、铌酸锂等，它们能够在受到一定方向相同大小的压力或拉力作用的同时，除发生机械变形外，还可在受力面上产生数量相等而符号相异的电荷（压缩时与伸张时的电荷极性相反），此种由压力或拉力而使晶体带电的现象就叫压电效应（或正压电效应）。反之如在此种晶体上加以电场（电压），晶体就会因高频交流电源极性的改变而同时改变其厚度，从而产生超声波，这种现象称为反压电效应（或逆压电效应）。

皮下疏松结缔组织是浮针疗法获效的特殊结构和物质基础。液晶也许是唯一可被多种物理方式或很小的刺激改变其物理状态的物质。疏松结缔组织中的基质在生命活动中处于一种胆甾相的液晶状态，胆甾相液晶体具有压电效应和反压电效应，当浮针扫散运动时，机械力可导致液晶状态的疏松结缔组织的空间构型改变，通过压电效应，释放出生物电。疏松结缔组织同时具有良好的半导体导电性能，能够高效率地传导生物电。当生物电传达到病变组织时，即产生反压电效应，改变细胞的离子通道，调动人体内在的抗病机制，从而迅速缓解病痛。结缔组织传递机械讯号以音速传输，约等于720mph/1100kph 的速度（时速 1100km/h），比神经系统快三倍，这也是浮针取效迅速的一个原因。

浮针疗法的机制用液晶态理论基本可以概括为：①皮下疏松结缔组织是液晶状态，具有压电效应和反压电效应。②当浮针直接做挤压、牵拉疏松结缔组织，特别是做扫散运动时，可导致液晶状态的疏松结缔组织的空间构型的改变，并通过压电效应，释放生物电。③疏松结缔组织具有良好的半导体导电性能，能够高效率地传导生物电。④当生物电到达病变组织时，产生反压电效应，改变细胞的离子通道，并调动人体内在的抗病机制，从而迅速缓解患肌的功能性病理改变，达到解除病痛的目的。

第二节　浮针疗法与引徕效应

在第一节中，我们讨论了液晶态的压电效应和反压电效应，解释了疏松结缔组织的治疗作用。但是我们还有许多不明确的地方，为什么浮针疗法对于局限性病痛效果好，而对于弥漫性的病痛效果相对差？针刺时为什么必须直对病灶或病痛点？为什么疼痛严重者效果反而来得快？为了解答上述这些疑问，我们需要更多的机制效应来解释浮针疗法。

一、循经感传和引徕效应

学者们从循经感传（propagated sensation along the channels，PSC）的研究中发现了引徕效应（drawing effect）。

循经感传可略称为感传或循感，是针灸研究界一个广为认知的概念，是一种最常见的，也是得到广泛深入研究的一种临床经络现象，其表现为在人体身上某一点或穴位进行一定的刺激时，可有一种异常感觉（通常与所施刺激的性质相同，比如施加热刺激时，感传的感觉即为热），以一定的宽度（通常为 0.5 ~ 1.0cm）与速度（通常为5 ~ 20cm/s）沿着与传统经络循行线相符、相似或相平行的路线自动循行，趋向于头部或病灶。循行性感觉可同时伴有相应组织器官的功能活跃，从而呈现出一种立体的循行过程。

循经感传的现象原先以为只存在传统经络上，后来人们发现这种现象也频繁地发生在传统经络之外。例如山西医科大学第一附属医院研究发现，刺激经络或相邻两经络之间，均可以引出循经感传，只要稍加左右偏，就可引发出一条新的循经感传路线。我们曾在 93 位显著循经感传者身上，经内或经外各取 2232 个点进行刺激，结果显示两者在出现感传的阳性率方面并无显著性差异。此外，有学者发现如在一个肢体上施行"多株密集"式的施压而不考虑经络循行线的位置，则最多者压 40 个点能够出现 40 条感传线，而且多互不融合，且成平行的分布状态，这些传感路线仅在过分密集时才会重叠在一起。

通过进一步的研究，有关学者渐渐发现循经感传与高等神经生物学中引徕效应相似。引徕效应具体而言就是如果在人体表面先后施以两点刺激，后一点刺激会向前一点刺激传导。

有人曾经做过这样的实验：在欲施加刺激的经脉以外的某点预先施以短时间刺激（第一刺激），然后停止刺激，使该点成为保留刺激痕迹作用的"引徕点"，此后在原定经脉上施加刺激（第二刺激）引发循经感传，则此循经感传在走行的途中会离开本经脉而趋向于预先设定的引徕点，并以该点为终点。引徕点可预置于躯体上的任何部位，而能够出现引徕现象多为距离引徕点较近的经脉。通过上述实验，我们可以发现运用引徕效应可以随意改变现有循经感传的循行路线。

二、引徕效应与趋病性循行

有相关研究报道表明刺激耳郭大肠区，引起沿大肠经循行感传的现象，之后再刺激合谷穴，感传又循大肠经上至耳郭。事实上，这种现象这就是引徕效应的表现，而并非是什么特异性结果。

后来人们发现，不预先施以刺激，也可以出现引徕效应现象。

存在于躯体上的局限小病灶也可以产生引徕效应，此时循病灶附近经脉走行的感传可以离开本经脉而趋止于此病灶。有时相隔较远的经脉甚至多数或全部经脉的感传均趋止于此病灶，这现象叫作趋病灶循行，即是我们所说的"循感趋病"或"气至病所"。其产生的原理即是病灶所产生的引徕效应。

这种趋病性循行不仅在经脉内存在，而且是一种普遍现象。只要有痛点存在，在它不远处针刺都可以产生这种现象。浮针疗法在非病痛处针刺，可以治疗病痛的原因也在于引徕效应。

趋病性循行只有达到一定的量才能显示出来。所谓量，指的是病痛（引徕点或第一点）程度，如果不能达到一定的量，针刺所激发的循行就没有方向。打个比方，任何一块磁铁都能吸引与它极性相反的磁铁，但如果两块磁铁没有足够的磁性，这两者之间就不会有相互影响。引徕效应可以理解为磁铁效应，对于浮针来说，病痛点就是一个小磁场，病痛越明显（磁场强度越大），趋病循行的效果也就越好。

三、循经感传的顺力循行

临床经验表明，循经感传的走行方向也受到所施刺激的力学作用方向影响，例如欲使循经感传做两方向循行，则所施刺激的作用力方向须与穴位垂直；如果用力的方向是向心的，则感传向躯干或头部循行；如果在同一部位将作用力方向转向远心端，则循经感传的方向向四肢末梢走行。这种现象说明了在同一条经脉上，刺激感的传导方向与作用力的方向有关。此种感传方向与作用力方向相关的现象是循经感传走行方向上的一个重要特征，被称为"顺力循行"。这个概念来源于一个临床神经学的实验：如果在皮肤某一点施加与皮肤表面形成一定的角度的压力性刺激，此时可能有指向压力所施方向的皮肤位移。浮针疗法与这种现象相似，针尖顶端是引徕效应的第一点，而末端则是第二点，针尖顶端有吸引末端的针刺效应，使之向前方行进。因此，在浮针疗法操作过程中，至少有两个引徕效应同时存在：一个是病痛点和整个针体之间的引徕效应；另一个是针尖顶端和末端之间的。这两个引徕效应使得浮针疗法的疗效显著。但在留针过程中，第二个引徕效应会出现减弱或消失。

四、循经感传的回避效应

回避效应（avoidance effect）的具体表现如下：如果在循经感传的走行路线前方设置"障碍物"性质的刺激，并维持其刺激不予排除，则此刺激区即成为"障碍区"，循经感传走行到此障碍区时就会发生绕行现象，如果感传偏左，则绕其左侧而过，反之亦然，如果感传居中，则感传可分成两路，绕过其左右两侧后再会合为一继续前行。出现回避效应的条件是此障碍区的面积不宜过大，过大时则出现阻断效应。

皮肤上的瘢痕、小结节、小肿瘤均可成为障碍区而造成绕行现象，即绕病灶循行。此外，耳、鼻、乳头、男性生殖器等突出体表的器官，以及眼、口、女阴与肛门等表皮开口处也可产生出回避效应使循经感传绕行。鉴于这种现象，在施行浮针疗法时，进针点与病痛点之间不能有障碍区，特别是大的障碍物，也不能有五官、乳头、男女生殖器等，否则治疗效果不明显，或者完全没有效果。

有临床实例可资证明。同样在面颊部行浮针疗法，治疗由牙龈炎引起的牙痛和三叉神经下支痛，结果三叉神经痛得到了迅速缓解（虽然容易复发），而牙痛却依然如故。出现这种现象的原因在于这两种并发症的发病部位不同，牙痛病在牙龈与面颊不是一个整体，两者之间存在缺口，从而出现回避效应，降低了浮针的治疗效果。

五、循经感传的阻拦效应

阻拦效应或阻断效应（stopped effect）的具体表现是在循经感传的走行方向上施加一个"阻拦物"性质的额外刺激，则感传到达该处时即停止前进，同时在阻断处可有主观感觉加强，循经感觉以憋胀为主，有时可有局部肌肉跳动的现象。阻拦效应是回避效应的进一步加深，如果阻拦性刺激所造成的阻拦面积较小，则可发生回避绕行现象。

明·汪机（1463—1539）所著《针灸问对》一书中有如下记载："一医为针临泣，将欲接气过其病所，才至灸瘢，止而不行，始知灸火之坏经络也。"这即是有关阻拦效应的记录。但若说是灸火烧坏了经络，则不准确。此外，感传循行经过大关节时，均暂时减弱速度或临时停顿，如果屈曲关节到一定的程度，则感传的走行可以被中止。因此浮针治疗时，在进针点和病痛处之间不要有灸瘢、瘢痕等异物，也不能有挤压，这也是在治疗颈椎病妇女时，文胸必须松开的原因。

通过上述的论述，我们回答本节开始的问题就轻松了。

引徕效应的存在使进针点和病痛点之间可以相隔一段距离；局限性病痛的第一点比较明显，相对于弥漫性的病痛，更容易产生较好的引徕效应，因而效果好；如果针刺时不直对病灶或病痛点，第二个引徕效应和第一个引徕效应的方向不一致，这样的操作治疗能够造成信息或（和）能量的浪费；疼痛严重者浮针治疗的起效快，是因为疼痛严重者引徕效应也明显。

第三节 浮针疗法与神经系统的关系

一、关于针刺镇痛的研究

浮针疗法也是针刺的一种方式，针刺镇痛的研究结论也适用于浮针疗法。

已有大量的工作证明神经系统在传统针灸疗法镇痛中有扮演着重要的角色，许多国内外文献都说明神经系统在针灸治疗中发挥着巨大的作用。无论是从外周神经还是中枢神经，或者是神经介质等诸多方面，我们都能找到证据证明神经系统在针灸治疗中占据的地位。但是深入研究分析后，笔者对于这些结果还存在着一些看法，原因如下：①这些年符博士试图重复这些实验，但只要是符博士重复过的，都没有得出可靠的阳性结果，尤其是基于动物实验的结果，主要是因为以动物的疼痛阈为研究指标，不容易得出很客观的结论。②目前人们所研究的疼痛基本以急性疼痛为模型，这与临床中所见到的疼痛区别很大。③基础研究中所模拟的疼痛都是针刺以后或者当时制造出来，例如辐射热、机械刺激等测定痛阈的方法是在针刺后，给予大鼠热量或者机械刺激，通过观察大鼠动腿或者甩尾的时间评价其耐受强度。这种研究方法相当于评价针刺的预防作用，而不是治疗作用。④相关疼痛的研究基本都是大鼠身上进行的。对于人体来说，一个针灸针的刺激是一类比较小的伤害，而对于大鼠来说，一个针灸针的伤害就相当于一根小棍子捅进人体。这种伤害对于大鼠而言，无疑会造成神经系统各级中枢的变化，也就是说部分神经系统的变化既可能是针灸的良性作用造成的，也可能是针灸伤害的恶性刺激造成的。⑤以大鼠等为实验对象，不能排除由于没有安全感导致心理紧张而发生的神经系统一些指标的变化。⑥这些研究大部分与电针相关，与临床治疗慢性疼痛多用普通针刺截然不同。

由于以上的一些原因，这些年来虽然在针灸科研工作上也取得了不少成就，例如针刺镇痛的研究推动了内源性阿片肽的发现等，但是总体来说，这些研究对针灸临床并没什么帮助，没有建立一个可以影响针灸临床的有效理论。虽然有不同频率（例如2Hz 和 100Hz）可以激发不同类型的内源性阿片肽的说法，但这很难有区别地运用于临床。

二、关于闸门学说

闸门控制学说（gate theory of pain）是由 Ronald Melzack（1929—，加拿大麦吉尔大学）和 Patrick D. Wall（1925—2001，伦敦大学医院），于 1965 年在美国麻省理工大学工作时提出来的，发表在著名科学刊物 Science 上，并在 1970 年又作了多次修正。

闸门学说的要点是，传导疼痛的神经纤维有二，即直径大的粗纤维和直径小的细纤维。前者传导浅表性的锐痛，后者传导深部性钝痛和灼痛。粗、细两种神经纤维把刺激传至脊髓后角的第二神经元的神经细胞（T 细胞），同时也向形成胶样质的神经细胞

（SG 细胞）发出冲动。SG 细胞可以抑制进入 T 细胞的刺激。从粗神经纤维而来的刺激增强 SG 细胞的抑制作用，从细神经纤维而来的刺激则消弱 SG 细胞的抑制作用，即 SG 细胞对进入 T 细胞的疼痛刺激起着闸门样作用。疼痛经粗神经纤维被传入时，闸门就关闭（进入 T 细胞的刺激变弱），疼痛经细神经纤维被传入时，闸门就开放（进入 T 细胞的刺激变强）。闸门的开和关，除受粗、细两种纤维的影响之外，还受更高级的中枢控系统控制。疼痛冲动进入末梢神经后，脊髓后柱、内侧丘系和背外侧投射系统作为疼痛中央控制点，把有关疼痛的性质和位置等情报传递至以丘脑为代表的中枢部，中枢根据以往的经验和情绪因素综合分析后，把其结果经过下行的神经纤维再次传至闸门，使闸门开或闭。

根据这个学说不但可以解释糖尿病、酒精中毒、三叉神经痛、带状疱疹后神经痛时粗神经纤维因受到破坏而产生的剧烈疼痛，又可解释脑出血等中枢神经破坏时，患者灼痛剧增，但可以适应锐痛的现象。

闸门学说还常常被用于解释针刺疗法和经皮电刺激的有效性，该学说认为这些刺激都主要刺激粗纤维，抑制细纤维的冲动，使得中枢感觉不到疼痛。

这是一个了不起的学说，至今为止还没有一个理论能够证据确凿地替代它，所以其在西方疼痛学界有着广泛的影响。

可是，大量临床实践表明，这个学说并不适合于针灸和浮针等临床疗法，具体原因简述如下：①慢性疼痛的 MTrP 明显存在，疼痛与 MTrP 同时存在，也同时消失，两种都经常随着天气的变化而变化，这用粗纤维和细纤维的竞争性抑制来解释似乎牵强。②浮针疗法刺激层面的神经纤维相对少，可是效果反而比深入肌层更快。③磁疗超声等没有刺激神经，可是也有效。④浮针疗法中的阻断效应并没有影响到神经。⑤浮针疗法的针刺方向问题则更使得闸门学说难以自圆其说。

第四节　浮针疗法与传统中医学

浮针疗法的诞生可以说与中医相关理论有着千丝万缕的联系。浮针疗法是对传统针灸理论的继承、发展和创新，讨论浮针疗法的机制，不可能回避中医理论。我们在这里探讨中医理论的主要目的是为了让大家对中医的博大精深有所了解，能够保持一种清醒的骄傲，而不是盲目自大。

当我们这些年慢慢探索浮针疗法的远道进针方法时，越来越感觉祖先的了不起，这些经络的大体走向居然与浮针疗法的远道进针取点几乎一致。我们很想了解当年的这些针灸师们是如何将其总结出来的？他们如何想到把四肢和内脏之间的联系用经络这样的方式表达出来的？在学针灸学时，很多人即使把根结标本理论背得熟透，也无法明白其中的深奥道理。但现在随着浮针疗法在临床的不断总结提高，我们越来越觉得根结标本理论的经典。

不过，祖先们的了不起并不能成为我们抱残守缺的借口，我们要学习古代文献中的精华，但也不能唯古人马首是瞻。古人受到当时条件的限制，不一定有科学的方法进行探索和总结，他们多数在总结现象后，用当时哲学文化的相关理论进行演绎，这会使很多取效的机制难以阐明。因此，我们需要借鉴现代基础医学的概念和原理，采用正确的方法将其加以提高，即继承与创新并举是为正道。

一、皮肤的中医学说

浮针疗法是在皮下针刺，与皮肤的关系很密切。"肺合皮毛"，说明皮毛与肺脏有着紧密的联系，皮肤的功能与肺脏的功能一损俱损，一荣俱荣。肺气通过宣发功能把卫气和津液输布到体表，以起到滋养温煦皮毛、管理汗孔的开合、调节体温与呼吸和防卫外邪的作用；又"肺朝百脉""为脏之长"，全身的经脉系统与肺脏的功能关系密切。因此，从皮肤入手的治疗，往往能够促使经脉气血运行，从而保证脏腑功能的健全。

二、皮部的中医理论

十二皮部是十二经脉功能活动反映于体表的部位，也是络脉之气散布之所在。《素问·皮部论》："凡十二经络脉者，皮之部也。"又说："皮者，脉之部也。邪客于皮，则腠理开，开则邪入客于络脉，络脉满则注于经脉，经脉满则舍于脏腑也。"既然皮→络→经→腑→脏为病变的传变层次，那么利用浮针刺激皮肤上的某点以及与皮肤紧密相关的组织结构后，虽然患者无酸麻胀痛等得气感，医师也无指下沉紧感，但针在皮下2~3mm，加之留针时间长，这就足以振奋皮部之经气，从而推动体内气血运行，使阴阳协调，达到治疗目的。

皮部居于人体最外层，是机体的卫外屏障，也可以在疾病的治疗上有较大的作用。皮部理论对于临床已有较多的运用，我们其实在临床实践中多次运用了皮部的理论，只是没有引起足够的重视。例如拔火罐、推拿就是皮部理论的临床运用。浮针疗法在皮下进针，不深入肌层，能够振奋皮部中的卫阳之气，又留针时间长，使治疗效果持久，因此浮针疗法效果显著。

又如《素问·汤液醪醴论》："夫病之始生也，极精极微，必先入结于皮肤。"所以皮肤是人体的门户，也是疾病发生发展的重要路径。浮针疗法作用于皮下，从这点而言也是符合中医传统理论的，这也说明了我国古代医家们卓越的思维和巨大的贡献。

三、中医的近治原理

近治原理是根据每一腧穴都能治疗所在部位的局部和邻近部位的病症这一普遍规律提出的，多用于治疗体表部位明显和较局限的症状。如鼻病取迎香，口歪取颊车、地仓，胃痛取中脘、梁门等皆属于近部取穴，符合近治原理，这在传统针灸临床中运用广泛。关于近治原理的应用，历代医家积累了丰富的经验，如《灵枢·厥病》载："头痛……有所击堕，恶血在于内；若肉伤，痛未已，可即刺，不可远取也。""耳鸣，取耳前动脉。"《百症赋》说："悬颅、颔厌之中，偏头痛止。"这都是近治原理的运用。浮针也符合这个原理。

四、中医的以痛为腧理论

《灵枢·经筋》所载十二经筋的各种痹症，如仲春痹、孟春痹、仲秋痹等，其治疗原则全部是"治在燔针劫刺，以知为数，以痛为腧"。由此可知，对于软组织的感觉异常，尤其是痛症，《黄帝内经》选穴以"以痛为腧"为基本治疗法则，在《黄帝内经》的其他篇章中也有很多记载，如《灵枢·五邪》"以手疾按之，快然乃刺之"；《素问·刺腰痛论》"循之累累然，乃刺之"；《素问·缪刺论》"疾按之应手如痛，刺之"；《素问·骨空论》"切之坚痛如筋者灸之"等。如此举不胜举。

由此可见，我们祖先已经对浮针适应证的病理基础——患肌或 MTrP 有相当多的认识。先贤对这些病痛的治疗根本就不按照经络、穴位，只是按照触摸时手下感觉或者触摸时患者的异常感受进行针刺。因此无论在病理上，还是针刺的方法上，古人对这些"痹症"，已经有相当多的了解，只是后来我们的针灸教学中没有对这些宝贝重视，我们的针灸科研也没有重视，实在可惜。

"以痛为腧"应被视为阿是穴的最早记载。阿是穴更是被隋唐以后的针灸界普遍认同。虽然浮针进针点的选择并非像以痛为腧、阿是穴那样选在病痛局部，而是在痛点周围，但和它们两者还是有相似的地方，即都以病痛的部位作为选择进针点的根据。

五、《黄帝内经》的针刺方法

《素问·刺要论》："病有在毫毛腠理者，有在皮肤者，有在肌肉者，有在脉者，有在筋者，有在骨者，有在髓者。"因此"病又浮沉，刺有浅深，各至其理，无过其道。过之则内伤，不及则生外壅，壅则邪从之，浅深不得，反为大贼，内动五脏，后生大病"。本篇又进一步指出"刺皮者无伤肉""刺肉者无伤脉""刺脉者无伤筋""刺筋者无伤骨""刺骨者无伤髓"，强调了针刺深浅的重要性。

浮针的主要特点是皮下进针、病位附近选进针点和留针时间长，这三者在《灵枢·官针》的刺法中占有很大的比重和较为详细的论述，其中毛刺、直针刺、浮刺、半刺等刺法是浮针疗法皮下进针理论的来源和依据。分刺、恢刺、齐刺、扬刺、短刺、旁针刺、豹文刺、关刺、合谷刺等刺法都是病位附近进针，而报刺强调了留针的过程。因此，浮针疗法的操作特点与《黄帝内经》中的刺法关系密切。

第五节　浮针医学的观点

关于针灸治疗机制，目前有很多相关的研究和理论，而关于浮针医学的认识和观点主要基于以下几个方面。

一、机械力耦合和液晶态理论

机械力耦合是作用于疏松结缔组织上的机械力，通过整合素途径和丝裂原活化蛋白激酶（mitogen-activated protein kinase，MAPK）途径，使得胞内发生变化（图 4-1A），

Langevin 小组和其他一些的相关研究在此方面取得了相当大的成功，从而解决了针灸和推拿临床中大量悬而未决的问题。

液晶态理论是通过一些相关前沿的科学知识，提出机械力作用在液晶态上，产生压电效应，通过生物电信号促使胞内发生改变（图 4-1B），这些理论无疑对临床有很好的解释。不仅仅解释一些针灸现象，也能够解释热、磁、核等起作用的原因。

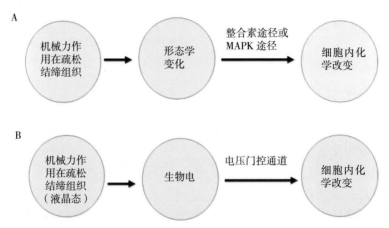

图 4-1 机械力耦合"力－化学"理论和液晶态"力－电－化学"理论示意图

对于临床工作者来说，上述两个理论区别不大，因为都是机械力作用在疏松结缔组织之上，最后促使细胞内发生变化，至于中间的途径与临床没有紧密关系。因而，如果单纯从事临床工作，可以撇开作用途径不谈，只需要明白正是机械力作用在疏松结缔组织之上，然后才能产生后续的细胞变化。

但即使如此，浮针医学更倾向于液晶态理论，原因是液晶态理论可以解释更为广泛的临床现象，而 Langevin 小组的实验只能解释针灸、推拿等由机械力实现治疗效果的方法，而且 Langevin 小组并没有否认生物电参与的可能。但是我们要证明液晶态"力－电化学"理论的每一个细节还是相当困难的，因为人体是个大电场，而生物电非常微弱，很难检测出来，就好像大太阳底下打手电，实在难以让别人知道你的手电是开着的还是关着的。虽然我们进行上述研究的过程是比较困难的，然而一旦突破，其结果给医学界带来的变化将是震撼的。

二、疼痛与神经之间的联系

疼痛与神经紧密相关，没有神经何来疼痛！因此在疼痛研究界中，绝大多数的研究和神经研究如出一辙。疼痛研究者们把过多的心思放在了各级中枢，但即使把各级的很多核团研究了个遍，疼痛问题依旧棘手。

不仅仅基础研究如此，临床医师在疼痛治疗中也很困惑。很多高水平的麻醉科专门开设了疼痛专科，麻醉科的专家们都是神经学、药理学的高手，可是处理慢性疼痛也往往束手无策，于是他们学习使用射频、臭氧、溶解酶等技法，但即使这样依旧有很多疼痛病症处理不好。

疼痛是一种不愉快的体验，没有感觉神经的参与当然也就不会不存在。但是疼痛也是一种损伤的反应，在一定的时间和空间里，没有损伤，疼痛的感觉也就不会无中生有。

关于疼痛的定义，1979年国际疼痛研究会（ISAP）在第6卷的Pain杂志上发表了他们的权威定义："An unpleasant sensory and emotional experience associated with actual or potential tissue damage，or described in terms of such damage."（疼痛是一种令人不快的感觉和情绪上的感受，伴随着现有的或潜在的组织损伤，或者用损伤的词汇表达出来）。所以可以这样来理解疼痛：疼痛是损伤的一种表现，无论是生理上还是心理上，有损伤才可能有疼痛。

如果把疼痛的产生过程比喻成一台电脑，主机是外周组织，显示器是大脑，神经是连接线。这里需要强调一下，很多人以为主机是大脑，这就搞错了方向。大脑虽然属于高级中枢，但对于疼痛这种病症来说，它只是个显示器，它并不会因为高级就成了主机。主机（外周组织）没有异常情况出现，显示器（大脑）也就不会显示出不正常的画面（疼痛）。

通过相关章节MTrP的描述，我们知道了MTrP是疼痛的主要环节，是主机，我们要研究的重点不在于外周神经，也不是中枢神经，更不是神经介质。如果不注重MTrP，或者对MTrP视而不见，我们用局部封闭、神经阻滞剂或者阿片类药物去处理疼痛，那只会是事倍功半。

虽然用这些方法也能有即时效果，甚至有一些有远期效果（有些疼痛使用麻醉药后，不但当时不痛，药效过后依旧无疼痛的感觉。其主要是因为在麻醉治疗后，MTrP能量危机中的恶性循环得以缓解），但是这些方法没有针对性，在给患者缓解疼痛的同时也带来了潜在的危害。

浮针医学认为MTrP是疼痛的罪魁祸首，感觉神经仅仅告知我们病变部位在哪里，但这并不是说神经系统不参与疼痛的形成。恰恰相反，神经系统有很重要的作用，比如运动神经，尤其是神经肌肉接头处的运动终板，在MTrP中起着重要的作用。

三、浮针的引徕效应

引徕效应的研究基础不是很牢，大都是循经感传研究中的副产品。近几年的科学界也没有对此进行深入研究，我们分析可能是由于引徕效应的研究不会对人类的寿命产生影响，引徕效应是在高等动物身上才有的现象，而实验动物没有表达的可能，所以研究起来非常困难。但是一直以来，我们在临床上反复运用这个理论，屡试不爽。

四、浮针治疗后其他症状也改善的机制

浮针疗法能够治疗疼痛，也经常能缓解肢冷、局部发热、失眠、咳嗽等症状，这是为什么呢？是不是浮针疗法还具有温阳、消炎、安神、止咳化痰等类似的作用呢？

我们认为这些症状的消除都与浮针能够舒缓患肌，改善因为患肌造成的各类病痛有

关。天上的云变成雨，下落到池塘，救活了因为干涸而奄奄一息的鱼。在这个故事里，云并没有救鱼的本领，只是通过下雨才间接救了鱼。同样的道理，因为患肌的消除，血管不再受到压迫，血供增加，所以能缓解肢冷；因为患肌的消除，血供增加，加速了血液循环，局部代谢产物得以排出，所以能缓解局部发热；当失眠的原因是胃肠道或者颈椎病痛时，当我们把治疗失眠的着眼点放在胃部或者颈椎，缓解了这些地方的患肌，失眠自然好了。此外，引起咳嗽、哮喘痉挛的平滑肌，也是一种患肌，浮针疗法也能起到一定治疗效果。

初学者一定要搞清这些作用的关系，搞清楚各种疾病的病因病理，搞清楚各种症状之间的关系，不要盲目扩大浮针的作用。

第五章 浮针针具和操作方法 ▷▷▷▷

浮针疗法操作看似简单，但要做好并不容易。同样的患者，操作好的疗效就好，而操作不好就可能影响疗效使患者徒增苦痛。本章将详细介绍浮针的操作和注意事项。

第一节 针具和进针器

浮针的针具（简称浮针）是浮针疗法的主要工具。该针具在 1997 年 12 月 12 日同时申请实用新型专利和发明专利，1998 年 7 月 8 日向社会公开，1999 年 5 月 12 日获实用新型专利，专利号 ZL97246125.6，2002 年 8 月 7 日获得发明专利，专利号 ZL97114318.8，2015 年申请新一代浮针（FSN5.0）的专利，申请号 CN201520373588.5，公开号 CN204932248U。

一、浮针的结构

浮针是复式结构，分为三部分。

1. 针芯

浮针针芯由不锈钢针和硬塑料的芯座组成。实心不锈钢针牢固地连接在硬塑料芯座上，针尖的坡度和芯座的点状突起面保持一致，以便于识别针的方向。芯座的点状突起有利于增加扫散时的摩擦力，具有防滑功能。芯座上有一纵行凹槽和一个横行凹槽，平时软管固定在纵行凹槽，扫散时软管固定在横行凹槽，横行凹槽的外端有一个点状突起，具有防止扫散时软管滑脱的作用。

2. 软套管及管座

软套管材质为特制的医用塑料软管，柔软安全，适合治疗后留管。软套管包裹着针体，软管座固定在芯座上，扫散时软管座后退少许旋转固定于横行凹槽，软管座和芯座融为一体，有利于扫散操作。软管基本包裹针尖，避免扫散时损伤到周围的组织。

3. 保护套管

保护性套管主要作用是保护针芯和软套管避免碰撞磨损，使针芯和软套管处于相对独立的无菌空间（图 5-1）。

二、浮针进针器

浮针疗法在 2011 年 3 月浮针进针器发明前，一直使用徒手进针。但是徒手进针操作方法在临床使用中逐渐暴露出其缺点，主要是徒手进针造成刺痛的概率比较高，增加

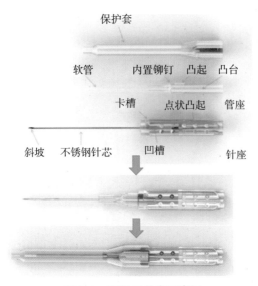

图 5-1 浮针三件套示意图

了患者的畏惧心理，影响了浮针的推广和使用。基于这个原因，浮针发明人发明制造了浮针进针器，大大提高了临床治疗的舒适度和安全性。

进针器结构由 4 部分组成：底座、控制按钮、进针器传动杆、固定槽（图 5-2）。

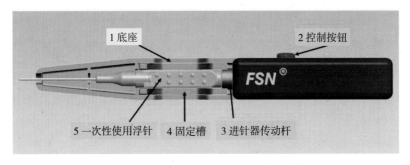

图 5-2 安装一次性使用浮针后的进针器

第二节 浮针操作方法

当明确诊断，排除禁忌证，确定是浮针主治的范围后，我们就可以运用浮针进行治疗。

首先要运用浮针医学思路找到相关患肌，确定进针点。进针点选择的原则是在患肌周围，针尖对向患肌，方向不能与患肌相反（图 5-3）。进针点选择要避开瘢痕，离开关节，尽量选择在平坦易操作的部位。

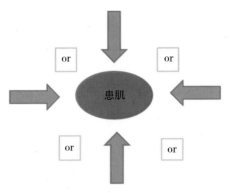

图 5-3 患肌与周围进针点关系示意图

治疗前医师要对针具进行检查，检查包装是否破损，针尖是否锐利，软管是否有毛刺等。使用之前要先松动一下软管和针芯针柄的结合，确保针座和软管座可以自由分离。在前期准备完毕后，我们就可以正式治疗了。浮针治疗的整个过程主要包括消毒和治疗两个部分。

一、消毒

消毒包括三方面：患者被施针皮肤处、操作工具和医师的操作手。

1. 患者被施针处皮肤的消毒

一般用 75% 的酒精或者碘伏，对于酒精过敏者要注意避开过敏原。消毒方式两种："一"字消毒法和蚊香消毒法。

2. 操作工具的消毒

浮针针具是一次性的，不用担心消毒的问题。第一代浮针专用进针器偶尔有碰到血液或体液的情况，就需要进行操作工具的消毒。第二代进针器是分体式，一人一头，换人换头，消毒就会更方便。

3. 操作手的消毒

每个患者治疗开始前需要洗手，亦可以用免洗酒精消毒液消毒治疗手。这不仅是对无菌操作的重视，也是对患者的尊重（图 5-4）。

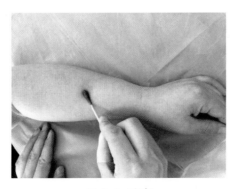

图 5-4 消毒

二、治疗

浮针治疗的操作过程包括：进针、运针、扫散、出针、留管。

1. 进针

进针为浮针刺入皮下的过程。操作时进针器要和进针处皮肤呈 10°～ 15°角，进针器前端贴紧皮肤向前稍推起，操作者左手要放于浮针针具上方以防浮针弹起，针尖进入皮下后，左手提起并固定浮针，右手持进针器后退撤出，之后左手放下浮针。如果出现浮针和皮肤呈一定角度，有可能针尖深入肌层，可嘱患者收缩目标肌肉，浮针会随着肌肉收缩而增加和皮肤的角度，同时患者可出现胀痛或刺痛，此时医师可将浮针后退少许，直至浮针自由倾倒卧于皮肤，肌肉收缩不会引起浮针活动和出现疼痛，说明浮针正好处于皮下疏松结缔组织，至此完成进针（图 5-5 ）。

2. 运针

运针指浮针从进针到扫散操作的一段过程。完成浮针进针后，针体在皮下顺势推进，在推进的过程中要注意上提，以免误入肌层。在操作过程中要尽可能避开血管，如果遇到刺痛，操作者有可能碰到了血管壁，此时只要调整角度即可。运针过程也有可能会碰到小的皮神经，一般不用担心。

进针的长度一般要软管完全进入皮下为宜。在某些情况下，如果操作者怎么调整软管，患者都会出现疼痛不适，留置部分软管在皮下也可以。运针的要点概括起来主要为平稳、匀速、上提、滑进（图 5-6 ）。

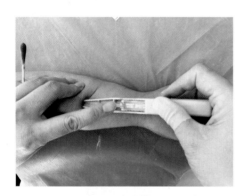

图 5-5　进针

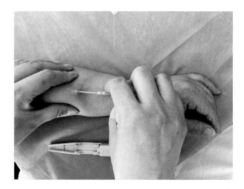

图 5-6　运针

3. 扫散和再灌注活动

扫散是浮针操作的核心内容，运针结束后，针柄后退旋内，软管座的点状突起固定在针座的卡槽内，这时软管就完全把针芯包裹成棍状，然后便可以开始扫散操作。操作时右手食指中指夹持着针柄，以拇指为支点固定在皮肤，食指无名指自然放在软管座和针座，均匀有节奏地做跷跷板样的扇形扫散。扫散要点为幅度大、有支点、要平稳、有节奏。

在扫散的过程中要配合再灌注活动。操作者在针对患肌进行扫散的同时，根据所处理患肌的肌肉功能配合相应的再灌注活动。再灌注活动的操作要求为幅度大、速度慢、次数少、间隔长、变化多（图 5-7）。

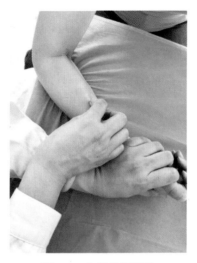

图 5-7 扫散和再灌注

4. 出针

患者经过扫散操作治疗后，患肌消除，症状消失，医师就可以出针结束治疗，出针时要外旋针座，使软管座和针座分离，拔出针芯（图 5-8）。

5. 留管

治疗结束后，我们要把软管留在皮下一段时间，以达到疗效更持久的目的。关于留管时间一般在 4 ~ 6 小时为宜，北方留管时间可以适当延长（图 5-8）。

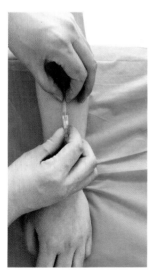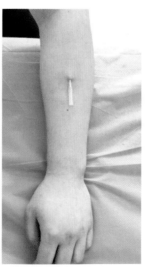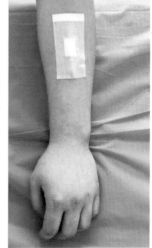

图 5-8 出针和留管

第三节 注意事项

在浮针操作过程中，一些注意事项也是比较重要的，这些注意事项往往可以直接影响到疗效或者医患关系。

一、治疗时的注意事项

（一）体位的注意事项

一般情况下，合适的体位有利于触摸患肌和进行治疗。如颈背部疼痛、腰背疼痛要腹卧位治疗；颈前、胸部、腹部和下肢前部的治疗可以仰卧位进行；上肢、肩部和头颈部治疗可以选择坐位进行；侧腹部、臀部和股外侧的治疗可以选择患侧在上的侧身卧位。

还有一些特殊体位大家要注意，如果患者是第一次来就诊或者情绪紧张，建议卧位治疗，以避免出现晕针现象。关于晕针现象，建议患者不要空腹治疗，医师在治疗时尽可能通过聊天打消紧张情绪。

此外，患者如果坐位时疼痛，就可以坐位时治疗；如果仰卧时症状明显，就可以仰卧位治疗。如果走路时症状明显，可以边走路边扫撒治疗，这时候就会显示出扫散时支点的重要性了。这种哪个姿势不舒服就在哪个姿势下治疗，我们戏称为"引蛇出洞，浮击七寸"，这时候因为主要矛盾暴露，浮针治疗就会更有针对性。

（二）触摸患肌的注意事项

1. 根据主诉，结合关节活动度评估，有针对性地触摸。

2. 触摸时目标肌肉要保持放松的状态，如触摸腹部肌肉，下肢要屈曲。

3. 遇到可疑患肌时，医师可以通过变换患者的姿势和体位，触摸该肌肉的紧张感是否始终存在，如果肌肉的紧张感不随体位和姿势的改变，我们就可以高度怀疑该肌肉是患肌了。

4. 判断高度怀疑的患肌是否是肌腱时，触摸功夫不很老道的浮针医师，可以用浮针鉴别，如果治疗后变软了的就是患肌，如果依然紧张那有可能就是肌腱。

5. 只有正在治疗的患肌消除，浮针的操作者才能治疗下一组患肌，切忌打一枪换一个地方。

二、治疗后的注意事项

浮针治疗结束后要留管和交代医嘱，留管的目的就是通过软管在皮下的微扫散进一步维持治疗效果，让疗效更持久。交代医嘱的目的主要是为了避免患者长时间保持一个姿势，以消除机械性持续因子的干扰，尽可能地减少病情反复。

（一）留管事宜

1. 留管位置

留管的位置一般要选择在平坦不宜活动的地方，尽可能避免在关节处留置，以免影响关节活动。

2. 留管时间

一般交代留管 4 ~ 6 小时，或者在患者晚上洗澡睡觉前拔出。如果患者出现汗出过多，或对胶布过敏等现象可以适当减少留管时间，北方天气凉爽则可以适当延长留管时间。当然如果患者晚上症状明显，并且不畏惧留管，那留管一夜也是不错的选择。

3. 留管注意事项

留管时局部不要浸水或有较多汗液浸渍，以免针孔感染，特别是免疫功能下降或糖尿病患者尤为注意；不要剧烈地运动，以免软管自行滑落，影响疗效；软管触及皮下血管，患者会出现刺痛现象，可能伴有软管内出血，这种情况出现时，可随时拔出软管，按压出血点数分钟即可，如果服用抗血小板或抗凝药如阿司匹林或华法林可以适当增加按压止血的时间。

（二）医嘱

主要是要交代避免哪些不良生活习惯，如避免长时间保持一个姿势。建议进行浮针治疗的医师把引起病情反复的影响因素和慢性疼痛康复的规律图贴到就诊桌前，一目了然，方便沟通。

有很多患者在治疗时会问：治疗几次会好？对于这个问题，浮针医学认为快速康复这是医患双方共同努力的结果，治疗次数的多少，取决于患肌的消除情况。按照经验来说首诊疗效好，预后常常会不错，首诊疗效不理想，预后也会较差。

治疗结束后要提前沟通好下次就诊的时间，如果病情较重，就可以连续治疗，如果是已经控制正在好转的慢性病痛，就可以适当延长治疗的间隔时间，给机体一个修复的过程。如股骨头坏死、强直性脊柱炎病情稳定好转时，就可以逐渐延长治疗间隔时间，虽然浮针的治疗效率较其他外治法要高很多，但面对一些疑难杂病，医患双方都要有长期治疗的心理准备。

浮针的疗程和传统针灸有所不同，传统针灸一个疗程会动辄 10 天或半月，浮针一般以 3 次为一个疗程，大部分病痛经过 3 次治疗就会有变化，病情不太重的甚至会好转很多。如果经过一个疗程治疗，病情仍然无明显变化，就要考量该病是否属于浮针的适应证或者还有其他影响因素。

第六章　浮针禁忌证与适应证 ▷▷▷▷

医学上任何一种治疗方法都不是万能的，它一定是有边界的，因而这个边界就需要用严格的禁忌证和适应证来框定。

第一节　浮针的禁忌证

在进行浮针治疗前，浮针医学要求首先要进行疾病的鉴别诊断，也就是排除浮针的禁忌证。禁忌证是浮针治疗的禁区，是保证治疗安全和避免医患纠纷的红线。虽然浮针创伤小，仅在患者皮下进针，不用任何药物，没有药物的毒副作用，但是我们在使用浮针治疗前依旧需要鉴别它的禁忌证。也就是说，在确定浮针能治疗什么疾病的时候，首先要搞清楚浮针一定不能治疗什么。浮针的禁忌证如下（图6-1）。

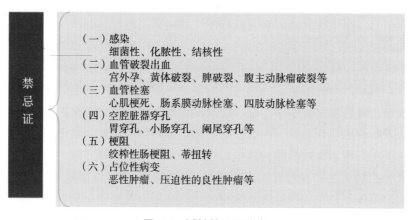

禁忌证

（一）感染
　　细菌性、化脓性、结核性
（二）血管破裂出血
　　宫外孕、黄体破裂、脾破裂、腹主动脉瘤破裂等
（三）血管栓塞
　　心肌梗死、肠系膜动脉栓塞、四肢动脉栓塞等
（四）空腔脏器穿孔
　　胃穿孔、小肠穿孔、阑尾穿孔等
（五）梗阻
　　绞榨性肠梗阻、蒂扭转
（六）占位性病变
　　恶性肿瘤、压迫性的良性肿瘤等

图6-1　浮针禁忌证分类

对浮针的禁忌证勿轻易治疗，务必完善辅助检查，迅速转诊，切忌延误病情，置患者与医师于危险之地。

第二节　浮针的适应证

前文已经论述了浮针适应证拓展的过程可分四个阶段，即第一阶段，治疗四肢软组织伤痛；第二阶段，治疗颈肩腰腿痛；第三阶段，治疗内脏痛；第四阶段，治疗头面部疼痛和非疼痛性疾病。临床实践已经证实了，浮针确实在治疗功能性病变的肌肉组织中能够取得显著的疗效，而是否对上皮组织、结缔组织、神经组织有直接治疗作用还不得而知，但对于任何疾病，只要能检查到存在相关患肌，都可以尝试列为浮针疗法的适应证，并可以用是否即时有效这一金标准进行检验。

从浮针医学的角度看，肌肉就是个"枢纽"，浮针适应证主要围绕着这个枢纽进行分类和拓展。根据患肌的五大类临床特点，可以大体将浮针疗法的适应证分成三大类：肌肉前病痛、肌肉病痛、肌肉后病痛，如图6-2。这种分法是浮针的一种新的探索，目的是有利于临床医师理清思路，了解肌肉在疾病发生发展中的地位和作用，进一步理解浮针医学的精髓。

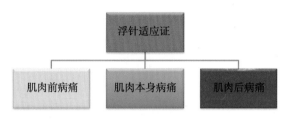

图 6-2 适应证的分类

1. 肌肉前病痛

此类病症是由其他原因和疾病引起的肌肉问题，从而产生一系列临床症状。浮针只能解决的是肌肉本身的问题，对引起患肌的疾病本身并不能起直接的治疗作用。此类病症在浮针治疗后往往会迁延不愈或容易复发，典型病种如强直性脊柱炎、类风湿关节炎、哮喘、痛风、帕金森病、面瘫、肩周炎等。

2. 肌肉病痛

本症是指肌肉本身的功能性病变引起肌肉疼痛和与肌肉相关的临床症状，典型病例如颈椎病、网球肘、椎间盘突出症、慢性膝关节痛、踝关节扭伤、头痛、前列腺炎、漏尿、呃逆、失眠抑郁、慢性咳嗽、习惯性便秘等。

3. 肌肉后病痛

该类病症是由于肌肉的功能性病变影响到周围的血管神经所引起的症状，而且患肌不仅仅可以直接影响到神经、血管，而且也会影响到其他器官的功能，从而产生一系列临床病症，典型病症例如头昏眩晕、心慌胸闷、局部麻木、局部水肿、乳腺增生、糖尿病足、股骨头缺血性坏死、骨性变化（骨质增生、脊柱侧弯、关节畸形、骨质疏松）等。

第三节 关于神经病理性疼痛

临床上还有一类慢性疼痛，被称为神经病理性疼痛。神经病理性疼痛一般被认为是神经元、神经髓鞘病变，或者脊髓中枢受损造成的疼痛，这类疼痛的临床特征如下：①自发痛。②疼痛可因轻微触碰或温度的轻微变化而诱发。③疼痛性质为刀割样、电击样、针刺样、撕裂样、灼烧样。④感觉异常或感觉迟钝。⑤疼痛位于明确的神经解剖范围内。

这类神经病理性疼痛临床上多见于三叉神经痛、舌咽神经痛、带状疱疹后遗痛、幻肢痛等。对于神经病理性疼痛的治疗，浮针多数不显效，尤其是对高龄患者，浮针绝大多数无效。因此病理性神经痛虽然不是浮针的禁忌证，但是也并不是浮针合适的适应证。

大家知道 MTrP 所引发的临床表现复杂多样，甚至匪夷所思，远远不止酸胀痛、肌力下降、关节活动范围减少这么简单，其中就有一些类似神经病理性疼痛的症状。但是这些症状并非神经系统自身的疾病引起，而是来源于 MTrP，来源于患肌。因为神经病变常常难以用影像学检测，肌肉的病变也同样如此，如此使人们很容易把很多肌肉发生的疼痛也归因于神经，但是这种观念实际上是不准确的，所以我们使用了假神经病理性疼痛的概念，这在《浮针医学纲要》里称"伪神经痛"。

患肌直接引起的疼痛很少有灼热痛，刀割样、火辣辣样疼痛，所以当我们临床上遇到这种类似神经的疼痛时，普遍不认为是患肌引起。但事实上，大量浮针临床病例证明，患肌也会引起类似神经病理性疼痛的症状。主要因为从解剖上讲，神经是有着自身的血管供养的，就周围神经而言，每根神经都有神经周围血供和神经内部血供，神经内部血供又包括神经外膜血管、神经束间血管、神经束内血管如图 6-3。所以当与神经邻近的肌肉出现 MTrP，压迫供应该神经的血管时，使得该神经处于缺血状态，便可以引起该神经的功能紊乱，出现痛觉过敏、感觉异常等神经病理性症状。而且任何一块肌肉中的 MTrP 都有可能影响与其相邻或行走其中的神经功能，产生相应类似神经病理性疼痛的症状。

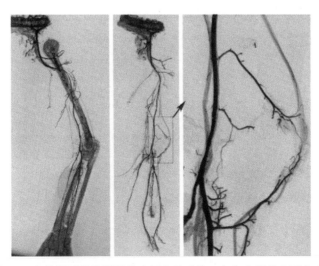

图 6-3　氧化铅动脉造影照片（黑色为动脉，灰色为臂丛主要分支）
{彭田红，唐茂林，王爱平，等 . 周围神经血供三种研究方法的比较［J］. 解剖学报，2008（3）：436-439.}

上述两种神经病理性疼痛机制和临床预后完全不一样，一个是神经本身病变，一个是肌肉引起的病变，我们需要鉴别诊断，区别对待。患肌引发的假神经病理性疼痛的特征类似神经病理性疼痛的症状，但触摸对疼痛多没有影响且疼痛定位多不明确，多有变化。这里就简单列举几种比较常见的假性神经病理性疼痛。

枕神经痛：头半棘肌和斜方肌的 MTrP 能对枕神经产生影响，引起枕部头皮产生麻木、刺痛和灼烧感。

肋间神经痛：肋间肌的 MTrP 影响肋间神经，或者前锯肌、胸段竖脊肌的 MTrP 也会引起类肋间神经痛症状。

因此，对于临床上出现的神经病理性疼痛的一类症状，我们可以使用浮针进行诊断性治疗，当遇到患肌引起的假性神经病理性疼痛时，浮针会有相当好的效果，而当遇到真正的神经病理性疼痛的时候，浮针的效果往往不佳甚至无效。因为神经病理性疼痛比较特殊，所以在浮针的适应证中，我们着重进行了讨论和分析。

第七章　浮针的常见病治疗 ▷▷▷▷

上述篇章简述了浮针的适应证，患肌在浮针治疗中的地位，以及短时间内的快速有效性，是判定浮针适应证的金标准，基于这些认识和近年来的临床实践，我们也总结出来了一系列适合浮针治疗的临床常见疾病，且患者通过正确的应用浮针治疗后能够取得很好的疗效。

第一节　强直性脊柱炎

强直性脊柱炎（ankylosing sporidylitis，AS），是一种结缔组织病，主要以中轴关节受累为主，可伴发关节外表现，严重者可发生脊柱强直和畸形。本病多数起病缓慢而隐匿，男性多于女性，且男性病情多较女性重。发病年龄多在 20 ～ 30 岁。8 岁以前以及40 岁以后发病者临床少见。

本病多从骶髂关节或者腰骶部开始出现症状，首发症状常为下腰背痛伴晨僵，也可表现为单侧、双侧或交替性臀部、腹股沟向下肢放射的酸痛等。症状在夜间休息或久坐时较重，活动后可以减轻。疾病可逐渐沿脊椎缓慢向上进展，或同时向下蔓延累及髋关节和膝关节。

最常见的表现为炎性腰背痛，附着点炎多见于足跟、足掌部，也见于膝关节、胸肋连接、脊椎骨突、髂峰、大转子和坐骨结节等部位。部分患者首发症状可以是下肢大关节如髋、膝或踝关节痛为主。本病常为非对称性、反复发作，可伴发骨关节破坏，幼年起病者尤为常见，可伴或不伴有下腰背痛。

一、发病机制

常规认识：本病是一种结缔组织病，是以骶髂关节和脊柱为主要病变的慢性炎症性自身免疫性疾病，是免疫系统直接导致的脊柱或者其他关节的变化的疾病。

浮针医学观点：免疫系统并没有直接影响到脊柱和关节，主要是通过肌肉这个中间环节影响到脊柱，因为我们有大量的临床实践表明，所有强直性脊柱炎患者都能发现肌肉受累的征象如肌肉僵硬、萎缩等，同时，在临床上解决肌肉的问题后疼痛便可以消除，疾病继续进展的情况也不再发生。

二、主要嫌疑肌

浮针医学认为本病的主要嫌疑肌包括竖脊肌、多裂肌、臀大肌、臀中肌、臀小肌、菱形肌、头夹肌、肩胛提肌、斜角肌、斜方肌等。

三、治疗举例与注意事项

（一）进针部位选取小腿腓肠肌下段，治疗腰背臀部不适的再灌注运动方案

1. 俯卧位抬腿抗阻

本再灌注活动方案主要治疗的目标肌肉包括患侧竖脊肌、臀大肌、臀中肌、臀小肌、多裂肌等，具体操作方案如图 7-1（绿色箭头为医师用力方向，红色箭头为患者用力方向）。

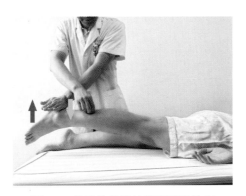

图 7-1　俯卧位抬腿抗阻再灌注治疗

2. 俯卧位内旋髋关节抗阻

本再灌注活动方案主要治疗的目标肌肉包括臀中肌、臀小肌等，具体操作方案如图 7-2（绿色箭头为医师用力方向，红色箭头为患者用力方向）。

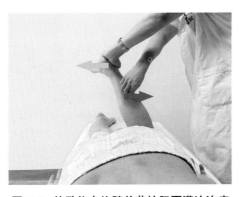

图 7-2　俯卧位内旋髋关节抗阻再灌注治疗

3. 俯卧位外旋髋关节抗阻

本再灌注活动方案主要治疗的目标肌肉包括臀中肌、梨状肌等，具体操作方案如图 7-3（绿色箭头为医师用力方向，红色箭头为患者用力方向）。

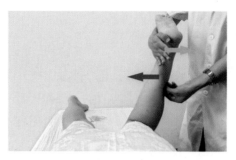

图 7-3 俯卧位外旋髋关节抗阻再灌注治疗

4. 侧卧位抬腿抗阻

本再灌注活动方案主要治疗的目标肌肉包括臀中肌、臀小肌、竖脊肌、多裂肌等，具体操作方案如图 7-4（绿色箭头为医师用力方向，红色箭头为患者用力方向）。

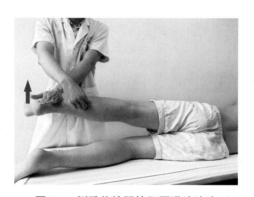

图 7-4 侧卧位抬腿抗阻再灌注治疗

（二）进针部位选取竖脊肌下段，治疗腰背臀部不适的再灌注运动方案

1. 俯卧位抬臀抗阻

本再灌注活动方案主要治疗的目标肌肉包括竖脊肌、多裂肌等，具体操作方案如图 7-5（绿色箭头为医师用力方向，红色箭头为患者用力方向）。

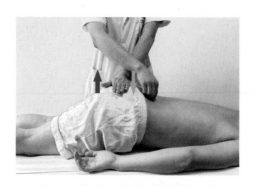

图 7-5 俯卧位抬臀抗阻再灌注治疗

2. 跪位弯腰抬头抗阻

本再灌注活动方案主要治疗的目标肌肉包括竖脊肌、多裂肌等，具体操作方案如图7-6（绿色箭头为医师用力方向，红色箭头为患者用力方向）。

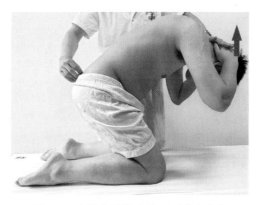

图 7-6 跪位弯腰抬头抗阻再灌注治疗

（三）进针部位选取竖脊肌上段，治疗颈背部不适的再灌注运动方案

坐位仰头抗阻

本再灌注活动方案主要治疗的目标肌肉包括上段竖脊肌、多裂肌、头夹肌、颈夹肌、肩胛提肌等，具体操作方案如图7-7（绿色箭头为医师用力方向，红色箭头为患者用力方向）。

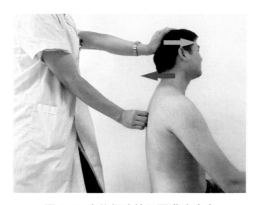

图 7-7 坐位仰头抗阻再灌注治疗

（四）进针部位选取冈上肌外侧，治疗颈背部不适的再灌注运动方案

同侧侧头抗阻

本再灌注活动方案主要治疗的目标肌肉包括斜角肌、斜方肌等，具体操作方案如图7-8（绿色箭头为医师用力方向，红色箭头为患者用力方向）。

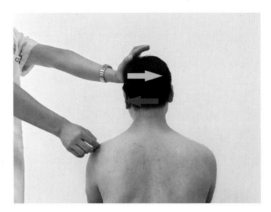

图 7-8　同侧侧头抗阻再灌注治疗

（五）注意事项

1. 浮针治疗本病有两点是确定的：一是确定能够改变的是肌肉功能性病变；二是确定不能改变的是脊柱本身已经出现的融合、关节间隙变小、僵硬等的骨性改变。

2. 浮针治疗本病有一点是不确定的：浮针不确定能否对免疫系统直接产生影响。

3. 对于病情处于活动期的患者，浮针治疗的效果不佳，因此对于血沉、C 反应蛋白很高的患者建议到专科治疗。

4. 对于非活动性的患者，浮针可以发挥巨大作用，远期以及近期都有很好的临床疗效。

5. 本病在治疗的同时，自我锻炼非常重要，建议每隔半个小时，做最大幅度的弯腰、后仰等动作 1 ~ 3 次。

第二节　类风湿关节炎

类风湿关节炎（rheumatoid arthritis，RA）是一种以侵蚀性关节炎为主要临床表现的自身免疫病。

本病可发生于任何年龄，个体表现差异大，多为慢性起病，以对称性双手、腕、足等多关节肿痛为首发表现，常伴有晨僵，可伴有乏力、低热、肌肉酸痛、体重下降等全身症状。少数患者急性起病，在数天内出现典型的关节症状。

一、发病机制

常规认识：发病机制目前尚不明确，基本病理表现为滑膜炎、血管翳形成，并逐渐出现关节软骨和骨破坏，最终导致关节畸形和功能丧失。

浮针医学观点：病态的体液免疫并不能直接造成骨性变化、关节畸形，在它们之间有一个重要的环节——患肌。本病因为有了肌肉的功能性病变，才有了疼痛、僵硬的不适感觉，以及后期的骨性变化、关节畸形的病理改变。

二、主要嫌疑肌

浮针治疗类风湿关节炎，所选取的嫌疑肌群主要以病变关节附近的肌肉为主。

三、治疗举例与注意事项

（一）治疗举例

对于本病的治疗方法可参考颈椎病、腰椎间盘突出症等章节的详细内容。

（二）注意事项

1. 本病的治疗与强直性脊柱炎类似，可以参考。
2. 相比强直性脊柱炎，类风湿因为侵袭的是四肢关节，而在日常生活和工作中，四肢关节难以得到休息，所以多数恢复较差，要与患者说明并及尽量预防。

第三节 头痛

头痛（headache）是指发生在颅内外区域疼痛的一种症状，表现为额、颞、顶及枕部的疼痛。头痛是临床常见的症状，可发生于任何年龄。

根据疼痛的部位以及病因的不同，主要将头痛分为原发性头痛和继发性头痛，原发性头痛主要包括常见的偏头痛、紧张性头痛、丛集性头痛等，继发性头痛原因较多，可涉及各种颅内、外病变，如颅脑外伤，颅内出血、感染、占位性病变等，以及全身性疾病如发热、内环境紊乱以及滥用药物等。

一、发病机制

常规认识：头痛主要由于头部组织结构的炎症、脑膜刺激、血管牵张及牵引、肿瘤直接压迫、变态反应、内分泌、自主神经功能失调与精神情志因素等病因引起。

浮针医学观点：可以将头痛主要分为颅内疼痛、颅外疼痛、五官头痛等，颅内头痛如颅内出血、颅内感染、颅内占位性病变等引起的头痛；五官头痛主要为头部器官病变引起的疼痛，如青光眼、鼻窦炎等；颅外头痛主要为一些影像学检查正常的头痛，如偏头痛、紧张性头痛、丛集性头痛等，其中颅外头痛大部分是浮针的适应证。

二、主要嫌疑肌

浮针医学认为本病的主要嫌疑肌包括颞肌、额肌、枕肌、胸锁乳突肌、斜方肌、斜角肌、颈夹肌、头夹肌、竖脊肌、肩胛提肌等。

三、治疗举例与注意事项

（一）进针部位选取肱桡肌中段，再灌注运动治疗方案

1. 坐位仰头抗阻

本再灌注活动方案主要治疗的目标肌肉包括头夹肌、颈夹肌、肩胛提肌等，具体操作方案如图 7-9（绿色箭头为医师用力方向，红色箭头为患者用力方向）。

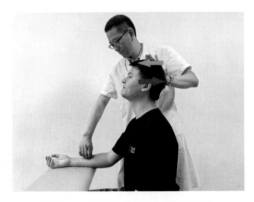

图 7-9　坐位仰头抗阻再灌注治疗

2. 同侧侧头抗阻

本再灌注活动方案主要治疗的目标肌肉包括胸锁乳突肌、斜角肌等，具体操作方案如图 7-10（绿色箭头为医师用力方向，红色箭头为患者用力方向）。

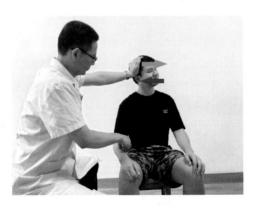

图 7-10　同侧侧头抗阻再灌注治疗

3. 对侧转头抗阻

本再灌注活动方案主要治疗的目标肌肉包括胸锁乳突肌等，具体操作方案如图 7-11（绿色箭头为医师用力方向，红色箭头为患者用力方向）。

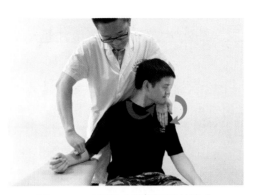

图 7-11　对侧转头抗阻再灌注治疗

（二）进针部位选取竖脊肌上段，再灌注运动治疗方案

1. 坐位仰头抗阻

本再灌注活动方案主要治疗的目标肌肉包括头夹肌、颈夹肌、斜方肌、肩胛提肌等，具体操作方案如图 7-12（绿色箭头为医师用力方向，红色箭头为患者用力方向）。

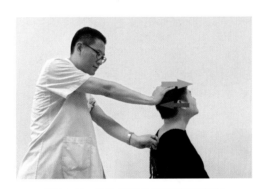

图 7-12　坐位仰头抗阻再灌注治疗

2. 坐位抬肩抗阻

本再灌注活动方案主要治疗的目标肌肉包括斜方肌等，具体操作方案如图 7-13（绿色箭头为医师用力方向，红色箭头为患者用力方向）。

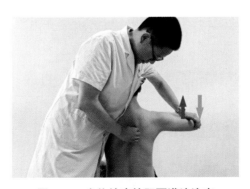

图 7-13　坐位抬肩抗阻再灌注治疗

（三）进针部位选取胸锁乳突肌下方，再灌注运动治疗方案

1. 平卧位抬头抗阻

本再灌注活动方案主要治疗的目标肌肉包括胸锁乳突肌等，具体操作方案如图 7-14（绿色箭头为医师用力方向，红色箭头为患者用力方向）。

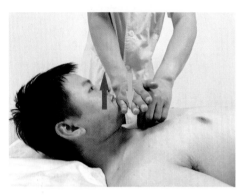

图 7-14　平卧位抬头抗阻再灌注治疗

2. 侧卧位抬头抗阻

本再灌注活动方案主要治疗的目标肌肉包括胸锁乳突肌、斜角肌等，具体操作方案如图 7-15（绿色箭头为医师用力方向，红色箭头为患者用力方向）。

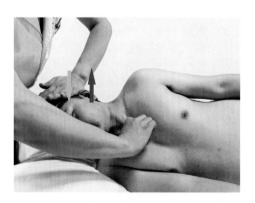

图 7-15　侧卧位抬头抗阻再灌注治疗

（四）进针部位选取耳垂前方颞颌关节下方，再灌注运动治疗方案

1. 用力张口

本再灌注活动方案主要治疗的目标肌肉包括颞肌等，具体操作方案如图 7-16。

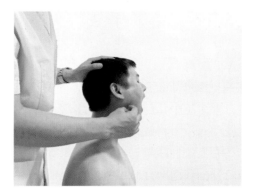

图 7-16 用力张口再灌注治疗

2.用力咬牙

本再灌注活动方案主要治疗的目标肌肉包括颞肌等，具体操作方案如图 7-17。

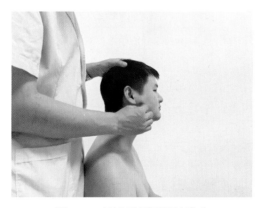

图 7-17 用力咬牙再灌注治疗

（五）注意事项

1.对于慢性头痛患者，由于精神压力大引起者，应该及时缓解心理压力，劳逸结合，避免情绪波动。

2.适当参加一些户外有氧运动有利于疾病的恢复。

第四节 眩晕

眩晕（vertigo）是头部功能性不适的一种表现，是患者感到自身或者周围环境物体旋转或摇动的一种主观感觉障碍，为一种运动幻觉或空间位向错误的体会。根据每个人的表述不同，一般临床上可分为：头晕、头昏、头重、目眩。

头昏、头重：以头部昏沉，不清晰感，头部胀闷、紧缩感等为主要临床表现。

头晕、目眩：以头重脚轻、摇晃不稳，或者出现视物旋转、翻滚、移动、沉浮等感觉为主要临床表现。

一、发病机制

常规认识：眩晕的发病机制非常复杂。维持人体平衡主要依赖于前庭系统、视觉、本体感觉组成的平衡三联，本系统中任何一个环节出现异常问题，都可以引起眩晕症状的出现。因此临床上根据发病部位，将眩晕分成：耳源性眩晕、血管性眩晕、中枢性眩晕、颈性眩晕、视性眩晕、心血管性眩晕、癔症性眩晕等，也有根据解剖部位并结合疾病性质的分类方法，如将眩晕分成前庭性眩晕和非前庭性眩晕。

浮针医学观点：眩晕主要原因为脑组织供血不足，造成大脑的氧气与营养物质供应减少，因此在临床上，凡是能影响到大脑供血或使血液中营养物质缺少的情况都可以引起头昏、头重，头部昏沉等不适感，比如血管疾病、心脏病、贫血、低血压、低血糖等。眩晕症状大部分是由于前庭系统病变引起，比如良性位置性眩晕即耳石症、梅尼埃病等，有部分也可以由于颈部患肌引起。颈部患肌可以影响到椎动脉和颈总动脉供血，使大脑供血减少，从而引起头部症状，我们将其称之为颈源性眩晕，该类型的眩晕是浮针的适应证，可以由浮针治疗解决问题。

二、主要嫌疑肌

浮针医学认为本病的嫌疑肌群主要包括胸锁乳突肌、斜方肌、斜角肌、头夹肌等。

三、治疗举例与注意事项

（一）进针部位选取肱桡肌中上段，再灌注运动治疗方案

1. 坐位掰手腕抗阻

本再灌注活动方案主要治疗的目标肌肉包括胸锁乳突肌、斜角肌、斜方肌等，具体操作方案如图 7-18（绿色箭头为医师用力方向，红色箭头为患者用力方向）。

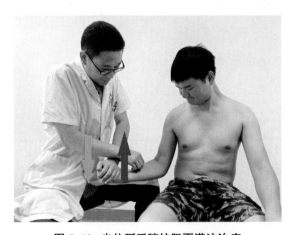

图 7-18　坐位掰手腕抗阻再灌注治疗

2. 同侧歪头用力夹电话

本再灌注活动方案主要治疗的目标肌肉包括胸锁乳突肌、斜角肌等，具体操作方案如图 7-19。

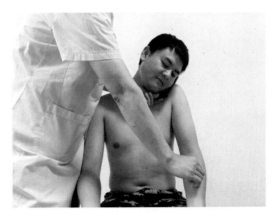

图 7-19 同侧歪头用力夹电话再灌注治疗

（二）进针部位选取冈上肌外缘，再灌注运动治疗方案

1. 坐位仰头抗阻

本再灌注活动方案主要治疗的目标肌肉包括头夹肌、颈夹肌、斜方肌、肩胛提肌等，具体操作方案如图 7-20（绿色箭头为医师用力方向，红色箭头为患者用力方向）。

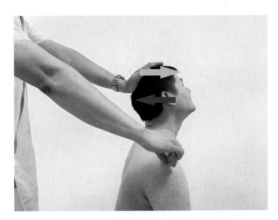

图 7-20 坐位仰头抗阻再灌注治疗

2. 坐位抬肩抗阻

本再灌注活动方案主要治疗的目标肌肉包括斜方肌等，具体操作方案如图 7-21（绿色箭头为医师用力方向，红色箭头为患者用力方向）。

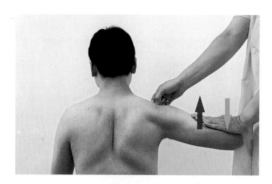

图 7-21　坐位抬肩抗阻再灌注治疗

3. 坐位侧头抗阻

本再灌注活动方案主要治疗的目标肌肉包括斜角肌、胸锁乳突肌、斜方肌等，具体操作方案如图 7-22（绿色箭头为医师用力方向，红色箭头为患者用力方向）。

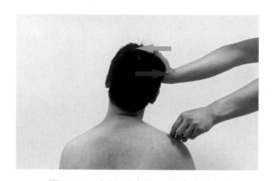

图 7-22　坐位侧头抗阻再灌注治疗

（三）进针部位选择胸锁乳突肌下方，再灌注运动治疗方案

1. 低头抗阻

本再灌注活动方案主要治疗的目标肌肉包括胸锁乳突肌等，具体操作方案如图 7-23（绿色箭头为医师用力方向，红色箭头为患者用力方向）。

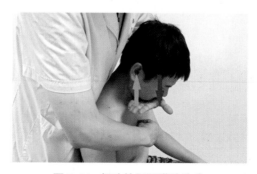

图 7-23　低头抗阻再灌注治疗

2. 向对侧转头抗阻

本再灌注活动方案主要治疗的目标肌肉包括胸锁乳突肌等，具体操作方案如图7-24（绿色箭头为医师用力方向，红色箭头为患者用力方向）。

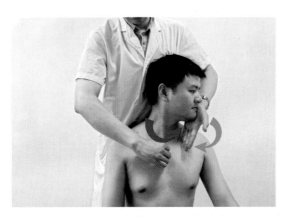

图 7-24　向对侧转头抗阻再灌注治疗

（四）注意事项

1. 对于眩晕的患者明确诊断，找到病变部位和原因是本病的关键，浮针治疗本病主要作用点在于患肌，针对由患肌引起的大脑缺血症状，因此治疗后要严格让患者改变不良生活习惯，比如打麻将、玩网络游戏、长时间看手机、电视等等。

2. 在治疗有效的同时，可以嘱患者进行颈部的锻炼，锻炼颈部时，转头可以按照前、后、左、右的方向运动，不要转圈，同时转动的速度要慢。

第五节　肩周炎

肩周炎（adhesive capsulitis），又称为冰冻肩、粘连性关节囊炎、五十肩等，是一类引起盂肱关节僵硬的粘连性关节囊炎。

本病多以40～70岁的中老年患者为主，女性多于男性，国外初步研究报道有2%～5%的患病率。本病多为慢性起病，表现为肩关节在多个方向主动、被动活动不同程度受限，以外旋外展和内旋后伸最严重。随着病程延长，疼痛程度逐渐加重，疼痛范围逐渐扩大，并牵涉到上臂中段，同时伴肩关节活动受限。严重时患肢不能梳头和反手触摸背部，夜间患者常因翻身移动肩部而痛醒，影响睡眠。

一、发病机制

常规认识：肩周炎的发病易患因素很多。但是肩周炎的发病机制至今尚无定论，很多研究仍处于探索阶段。主要有两种观点：软组织退变说和无菌性炎症说。

无菌性炎症有明确的病理变化。炎症的渗出可以造成肌肉之间粘连，妨碍肌肉的滑行，从而限制了肌肉的活动范围，但是什么原因引起的炎症，为什么又可以自愈？目前的理论依然无法很好的解释，其中有一种观点认为肩周炎的发生发展与免疫有关。

浮针医学观点：肩周炎与一般的颈腰痛的发病机制不同：①一般的颈腰痛常常有不良生活习惯和工作方式引起，而肩周炎常常仅仅与年龄相关。②肩周炎常常有粘连的现象，而颈腰痛看不到粘连状况。③肩周炎是自限性的疾病，可以自愈，而自限性的疾病多与自身的免疫有关。

二、主要嫌疑肌

浮针医学认为本病主要嫌疑肌包括三角肌、冈上肌、冈下肌、肩胛下肌、大圆肌、小圆肌、背阔肌、前锯肌、斜方肌、肱二头肌、肱三头肌、胸大肌、胸小肌、喙肱肌等。

三、治疗举例与注意事项

（一）进针部位选取肱桡肌中段，再灌注运动治疗方案

1. 屈肘抬臂抗阻

本再灌注活动方案主要治疗的目标肌肉包括肱二头肌、喙肱肌、冈上肌、三角肌、斜方肌、胸大肌等，具体操作方案如图 7-25（绿色箭头为医师用力方向，红色箭头为患者用力方向）。

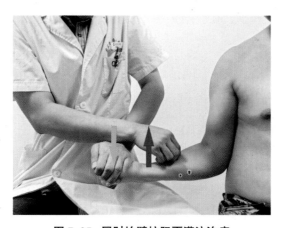

图 7-25　屈肘抬臂抗阻再灌注治疗

2. 屈肘肩关节内旋抗阻

本再灌注活动方案主要治疗的目标肌肉包括胸大肌、肩胛下肌、三角肌等，具体操作方案如图 7-26（绿色箭头为医师用力方向，红色箭头为患者用力方向）。

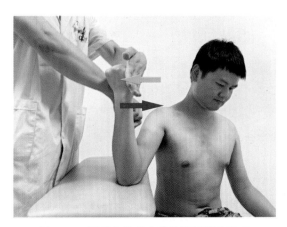

图 7-26 屈肘肩关节内旋抗阻再灌注治疗

（二）进针部位选取肘尖上约 3cm，再灌注运动治疗方案

伸肘抗阻

本再灌注活动方案主要治疗的目标肌肉包括肱三头肌等，具体操作方案如图 7-27（绿色箭头为医师用力方向，红色箭头为患者用力方向）。

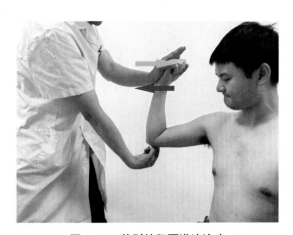

图 7-27 伸肘抗阻再灌注治疗

（三）进针部位选取上臂外侧赤白肉际处，肘窝外侧上方约 5cm，再灌注运动治疗方案

1. 抬臂抗阻

本再灌注活动方案主要治疗的目标肌肉包括三角肌、冈上肌、斜方肌、胸大肌等，具体操作方案如图 7-28（绿色箭头为医师用力方向，红色箭头为患者用力方向）。

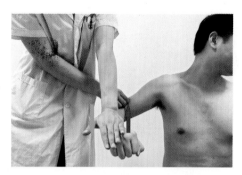

图 7-28　抬臂抗阻再灌注治疗

2. 水平后伸抗阻

　　本再灌注活动方案主要治疗的目标肌肉包括三角肌、冈下肌、小圆肌等，具体操作方案如图 7-29（绿色箭头为医师用力方向，红色箭头为患者用力方向）。

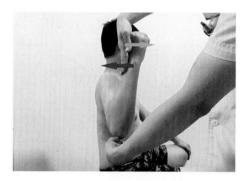

图 7-29　水平后伸抗阻再灌注治疗

（四）进针部位选择腋后线，腋窝下约 20cm，再灌注运动治疗方案

1. 肩关节内旋后伸抗阻

　　本再灌注活动方案主要治疗的目标肌肉包括肩胛下肌、大圆肌、背阔肌等，具体操作方案如图 7-30（绿色箭头为医师用力方向，红色箭头为患者用力方向）。

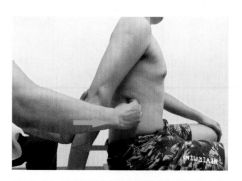

图 7-30　肩关节内旋后伸抗阻再灌注治疗

2. 肩关节水平后伸外旋抗阻

本再灌注活动方案主要治疗的目标肌肉包括三角肌、冈下肌、小圆肌等，具体操作方案如图 7-31（绿色箭头为医师用力方向，红色箭头为患者用力方向）。

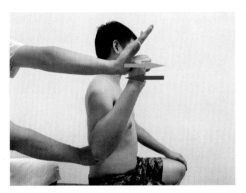

图 7-31 肩关节水平后伸外旋抗阻再灌注治疗

（五）注意事项

1. 首先本病是自限性疾病，发病有一定的规律，可分为 3 个阶段，即上升期、平台期和下降期。该病在平台期和下降期都有良好的治疗效果，但是如果在上升期治疗，有可能在治疗后疾病仍继续进展加重，因此在治疗前首先要判断病情处于哪个阶段，并向患者做好解释工作。

2. 本病与很多疾病密切相关，如糖尿病、缺血性心脏病、甲状腺疾病等，因此在治疗前需要行相关检查。

3. 本病治疗后需要进行相应的功能锻炼，如爬墙、脑后拉手、体后拉伸等锻炼。在锻炼时一定要注意：一要多做被动运动，二要柔和轻缓促使粘连的渗出液加快吸收。

第六节 颈椎病

颈椎病（cervical spondylosis）是指颈椎椎间盘退行性改变及其继发的相邻结构病理改变，使周围组织结构（神经、血管等）受累，并出现与影像学改变相应的临床表现的疾病。

本病最常见的症状为疼痛，以颈项及肩部为主。颈部主要以酸、痛、胀等不适感为主，以颈后部较为明显。颈部常常活动受限，有些情况下会影响到肩胛骨内侧。除此以外，麻木也是本病的常见症状，其主要表现为肩颈以及上肢的麻木感，特别是手指和前臂多见。除了疼痛和麻木，本病还会出现头部、五官相关的症状。

头部：表现为头痛（以两侧颞部或者枕部闷痛、胀痛，头部有束带感为主），头晕和头部昏沉感。

眼睛：表现为视物模糊，视力减退，飞蚊症等。

耳朵：表现为耳鸣、听力下降、重听。

鼻腔：表现为颈椎病患者容易罹患过敏性鼻炎。

口腔：表现为牙龈、舌头或者舌根疼痛以及口腔溃疡等。

咽喉：表现为咽部有异物感、声音嘶哑等。

一、发病机制

常规认识：目前的高等医学教材中认为颈椎病是指因为颈椎间盘退行性病变及其继发性椎间关节退行性病变所导致的脊髓、神经血管等结构受压而表现出的一系列临床症状和体征，并认为颈椎间盘推行性病变是导致颈椎病发生发展的最基本原因。现在逐渐发展的共识认为颈椎病是由于颈椎的椎间盘退行性改变以及其继发的相邻组织结构病理性的改变而引起的病症，把椎间盘病变作为了本病症状的产生因素。

浮针医学观点：肌肉在本病发生发展过程中未予以足够的重视。现代的工作环境以及不良的作息习惯，可以引起颈椎长时间处于屈曲状态，造成颈后肌肉及其韧带组织超过负荷，引起劳损，导致颈部肌肉酸痛。症状反复发作可以使得解剖结构发生变化，从而对邻近结构如血管、神经等产生不良刺激，进一步引发一系列的症状。

对于本病，我们认为患肌是因，疼痛和骨性变化都是由于患肌造成的结果。疼痛和骨性变化并不存在直接的因果关系。当患肌出现以后，可以迅速出现疼痛等症状，因为患肌长时间附着的骨骼承受不了正常的应力刺激，进一步可以产生骨性变化。从以下的图片（图 7-32）上可以解释临床上诸多现象：为什么慢性疼痛患者常更多的出现骨性变化？为什么先有疼痛后有骨性变化？为什么老年人骨性变化很严重，但是很多人也没有疼痛？为什么很多保守方法都很有效果？

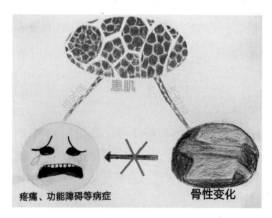

疼痛、功能障碍等病症　　骨性变化

图 7-32　颈椎病的患肌、骨性变化与疼痛等病症的相关联系

二、主要嫌疑肌

浮针治疗本病主要针对的嫌疑肌包括斜方肌、肩胛提肌、头夹肌、颈夹肌、胸锁乳突肌、斜角肌、三角肌、肱肌、肱桡肌等。

三、治疗举例与注意事项

(一)进针部位选取上臂外侧中部赤白肉际处,再灌注运动治疗方案

坐位向对侧转头同时抬手臂抗阻

本再灌注活动方案主要治疗的目标肌肉包括胸锁乳突肌、斜角肌、斜方肌等,具体操作方案如图 7-33(绿色箭头为医师用力方向,红色箭头为患者用力方向)。

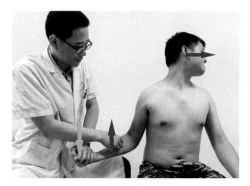

图 7-33 坐位向对侧转头同时抬手臂抗阻再灌注治疗

(二)进针部位选择冈上肌外侧缘,再灌注运动治疗方案

1. 对侧转头抗阻

本再灌注活动方案主要治疗的目标肌肉包括胸锁乳突肌等,具体操作方案如图 7-34(绿色箭头为医师用力方向,红色箭头为患者用力方向)。

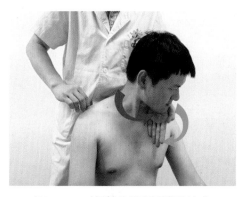

图 7-34 对侧转头抗阻再灌注治疗

2. 同侧侧头抗阻

本再灌注活动方案主要治疗的目标肌肉包括胸锁乳突肌、斜角肌等,具体操作方案如图 7-35(绿色箭头为医师用力方向,红色箭头为患者用力方向)。

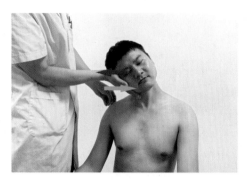

图 7-35 同侧侧头抗阻再灌注治疗

3. 坐位仰头抗阻

本再灌注活动方案主要治疗的目标肌肉包括头夹肌、颈夹肌、斜方肌、肩胛提肌等，具体操作方案如图 7-36（绿色箭头为医师用力方向，红色箭头为患者用力方向）。

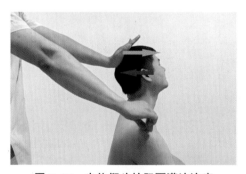

图 7-36 坐位仰头抗阻再灌注治疗

（三）进针部位选取第七胸椎旁开约 3cm，再灌注运动治疗方案

1. 坐位仰头抗阻

本再灌注活动方案主要治疗的目标肌肉包括头夹肌、颈夹肌、斜方肌、肩胛提肌等，具体操作方案如图 7-37（绿色箭头为医师用力方向，红色箭头为患者用力方向）。

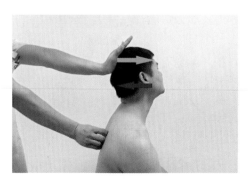

图 7-37 坐位仰头抗阻再灌注治疗

2. 坐位抬肩抗阻

本再灌注活动方案主要治疗的目标肌肉包括斜方肌、肩胛提肌等，具体操作方案如图 7-38（绿色箭头为医师用力方向，红色箭头为患者用力方向）。

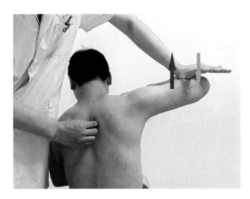

图 7-38 坐位抬肩抗阻再灌注治疗

（四）进针部位选取三角肌前缘上方，再灌注运动治疗方案

1. 坐位低头抗阻

本再灌注活动方案主要治疗的目标肌肉包括胸锁乳突肌、斜角肌等，具体操作方案如图 7-39（绿色箭头为医师用力方向，红色箭头为患者用力方向）。

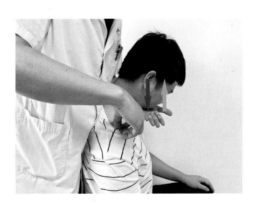

图 7-39 坐位低头抗阻再灌注治疗

2. 坐位向对侧转头抗阻

本再灌注活动方案主要治疗的目标肌肉包括胸锁乳突肌等，具体操作方案如图 7-40（绿色箭头为医师用力方向，红色箭头为患者用力方向）。

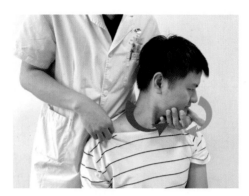

图 7-40　坐位向对侧转头抗阻再灌注治疗

（五）注意事项

1. 本病注意颈部的休息，对于不良的生活习惯一定要杜绝，比如打麻将、坐或躺在床上看电视或手机、沉迷网络游戏等。

2. 根据患者愿意，建议做一些颈部的康复训练或者自我按摩。

3. 伏案工作的桌椅要调整好，肘关节不可以悬空。

4. 适当参加户外运动。

第七节　网球肘

网球肘（tennis elbow），又称肱骨外上髁炎，是指肘关节外侧发生的软组织疼痛或者酸胀的病症。

本病主要表现为缓慢出现的肱骨外上髁处疼痛，疼痛可向肘关节上方和下方放射。握物无力，尤其在屈肘时手不能拿重物，但肘关节在伸直位时能提重物。检查时，肘关节局部无红肿，关节活动正常。肱骨外上髁、桡骨头或肱桡关节处压痛明显。有部分患者肱骨外上髁处有局限性增生隆起，也有少数患者有晨僵现象。

一、发病机制

常规认识：本病既往认为是局部无菌性炎症引起的，但是本病局部组织学表现为肉芽组织破裂、退行性变化，并没有传统认识上所说的炎症表现。大多数的病理研究也没有证据表明本病是否与急、慢性的炎症相关。组织学研究表明，本病症状的出现是肌腱变性，导致正常组织被替换的结果，因而有学者认为本病原意是指前臂伸肌反复用力牵拉引起的肌腱损伤。

浮针医学观点：本病是浮针的优势病种，是典型的由于肌肉过度使用，造成患肌出现所引起的病症。肘关节的疼痛是由于肌肉缺血引起的症状，而肌腱的变性亦是由于患肌长期紧张而引起的病理性变化。

二、主要嫌疑肌

浮针医学认为引起本病的嫌疑肌主要包括上肢上臂和前臂的肌肉，如肱桡肌、腕伸肌群、腕屈肌群、肱三头肌等。

三、治疗举例与注意事项

（一）进针部位选择肱桡肌中下段，再灌注运动治疗方案

1. 腕关节内旋抗阻

本再灌注活动方案主要治疗的目标肌肉包括旋前圆肌、肱桡肌等前臂前侧肌群，具体操作方案如图 7-41（绿色箭头为医师用力方向，红色箭头为患者用力方向）。

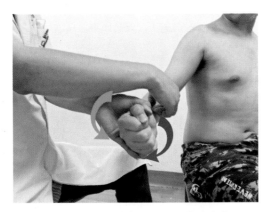

图 7-41　腕关节内旋抗阻再灌注治疗

2. 腕关节屈曲抗阻

本再灌注活动方案主要治疗的目标肌肉包括肱桡肌等前臂前侧肌群，具体操作方案如图 7-42（绿色箭头为医师用力方向，红色箭头为患者用力方向）。

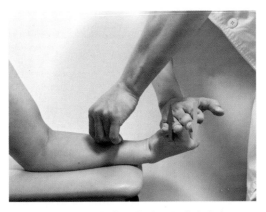

图 7-42　腕关节屈曲抗阻再灌注治疗

3. 肘关节屈曲抗阻

本再灌注活动方案主要治疗的目标肌肉包括肱二头肌、肱桡肌等，具体操作方案如图 7-43（绿色箭头为医师用力方向，红色箭头为患者用力方向）。

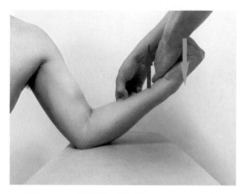

图 7-43 肘关节屈曲抗阻再灌注治疗

（二）进针部位选取手腕背侧，腕横纹上约 6cm，再灌注运动治疗方案

1. 腕关节外旋抗阻

本再灌注活动方案主要治疗的目标肌肉包括桡侧腕长伸肌等前臂后侧肌群，具体操作方案如图 7-44（绿色箭头为医师用力方向，红色箭头为患者用力方向）。

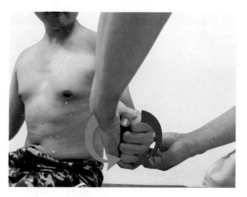

图 7-44 腕关节外旋抗阻再灌注治疗

2. 腕关节上抬抗阻

本再灌注活动方案主要治疗的目标肌肉包括桡侧腕长伸肌等前臂肌群，具体操作方案如图 7-45（绿色箭头为医师用力方向，红色箭头为患者用力方向）。

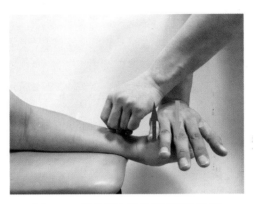

图 7-45　腕关节上抬抗阻再灌注治疗

（三）进针部位选取三角肌后束上缘，再灌注运动治疗方案

肘关节伸展抗阻

本再灌注活动方案主要治疗的目标肌肉包括肱三头肌等，具体操作方案如图 7-46（绿色箭头为医师用力方向，红色箭头为患者用力方向）。

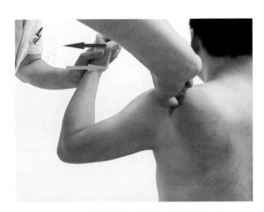

图 7-46　肘关节伸展抗阻再灌注治疗

（四）注意事项

1. 本病要注意休息，治疗期间减少活动时间，避免任何重复的起重或拉扯重物。

2. 可以用护腕和护肘保护腕肘关节，严重者需要短期内限制腕肘部的翻转和伸直，有利于疾病的恢复。

第八节　腰椎间盘突出症

腰椎间盘突出症（lumbar disc herniation）是指以腰臀腿部疼痛为代表的一类慢性疼痛综合征。

本病多发于青壮年，常见于 20 ~ 50 岁，男性多于女性，表现为腰部疼痛，活动受限，疼痛部位多位于下段竖脊肌或者腰方肌，也可以出现在下方的腰骶部、臀部、大腿外侧、小腿外侧、小腿后侧。疼痛性质多表现为酸痛、胀痛、冷痛等，且大部分疼痛会在阴雨天加重。有部分患者会在咳嗽、打喷嚏、大笑等动作后加重疼痛。本病患者多伴随有下肢外侧、后侧以及足背麻木感，其中以小腿下端外侧最为常见，严重者可出现肌肉麻痹、萎缩等。

极少数患者会因马尾神经损伤的出现间歇性跛行、会阴麻木、刺痛、大小便功能及性功能障碍，重者可二便失禁。

一、发病机制

常规认识：大部分的学者以及教材认为本病多为椎间盘变性，纤维环破裂，髓核突出刺激或压迫神经根、马尾神经所表现的一种综合征。目前的研究认为椎间盘突出产生腰臀腿部疼痛的可能机制有：①机械性压迫，突出的髓核压迫神经根可以产生腰臀腿疼痛，并且突出大小直接影响疼痛程度。②炎症反应，突出的髓核作为生物化学和免疫学刺激物，可引起周围组织及神经炎症反应，从而引起患者的疼痛不适。

浮针医学观点：类似机械性压迫以及炎症反应的解释有很多与常识不符之处，首先神经受到压迫通常引起麻木症状，而非疼痛。其次坐骨神经为混合神经，由感觉神经和运动神经组成，如果感觉神经受到了压迫，产生疼痛症状，那么运动神经一样也受到压迫，应该出现相应与运动功能障碍有关的症状，但临床上这种情况并没有出现。此外，对不因直接压迫，而是因为化学物质的刺激造成的一系列症状的理论也存在着很多问题，主要因为临床上没有看到过全部坐骨神经沿线上都出现病痛的情况。

经过临床验证，浮针医学认为对于腰椎间盘突出症引起的疼痛、麻木等症状，大部分是与患肌密不可分，具体机制可参考颈椎病。

二、主要嫌疑肌

浮针医学认为引起本病的主要嫌疑肌为竖脊肌、腰方肌、腹内斜肌、腹外斜肌、多裂肌、臀大肌、臀中肌、臀小肌、梨状肌、阔筋膜张肌、股二头肌、腓肠肌、腓骨长肌等。

三、治疗举例与注意事项

（一）进针部位选取腓肠肌外侧头中下段，再灌注运动治疗方案

1. 俯卧位下肢抬高抗阻

本再灌注活动方案主要治疗的目标肌肉包括臀大肌、腰方肌、竖脊肌、腓肠肌、腘绳肌、臀中肌、臀小肌、梨状肌等，具体操作方案如图 7-47（绿色箭头为医师用力方向，红色箭头为患者用力方向）。

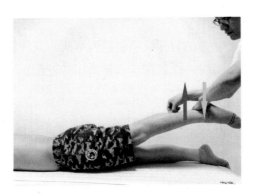

图 7-47 俯卧位下肢抬高抗阻再灌注治疗

2. 飞燕动作

本再灌注活动方案主要治疗的目标肌肉包括臀大肌、腰方肌、竖脊肌、腓肠肌、腘绳肌、臀中肌、臀小肌等，具体操作方案如图 7-48。

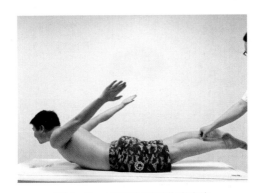

图 7-48 飞燕动作再灌注治疗

3. 髋关节内旋抗阻

本再灌注活动方案主要治疗的目标肌肉包括臀中肌、臀小肌等，具体操作方案如图 7-49（绿色箭头为医师用力方向，红色箭头为患者用力方向）。

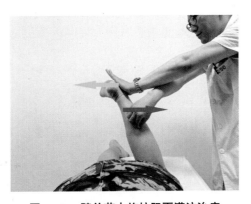

图 7-49 髋关节内旋抗阻再灌注治疗

4.髋关节外旋抗阻

本再灌注活动方案主要治疗的目标肌肉包括臀中肌、梨状肌等，具体操作方案如图7-50（绿色箭头为医师用力方向，红色箭头为患者用力方向）。

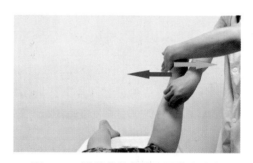

图7-50　髋关节外旋抗阻再灌注治疗

5.屈膝抗阻

本再灌注活动方案主要治疗的目标肌肉包括腓肠肌、腘绳肌等，具体操作方案如图7-51（绿色箭头为医师用力方向，红色箭头为患者用力方向）。

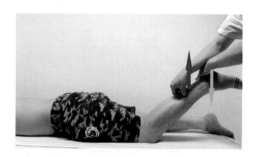

图7-51　屈膝抗阻再灌注治疗

（二）进针部位选取腓骨长肌下段，再灌注运动治疗方案

1.踝关节背屈抗阻

本再灌注活动方案主要治疗的目标肌肉包括胫骨前肌等，具体操作方案如图7-52（绿色箭头为医师用力方向，红色箭头为患者用力方向）。

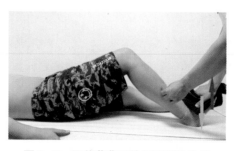

图7-52　踝关节背屈抗阻再灌注治疗

2. 侧卧下肢伸直抬高抗阻

本再灌注活动方案主要治疗的目标肌肉包括腓骨长肌、髂胫束、臀中肌、臀小肌、腰方肌、竖脊肌等，具体操作方案如图 7-53（绿色箭头为医师用力方向，红色箭头为患者用力方向）。

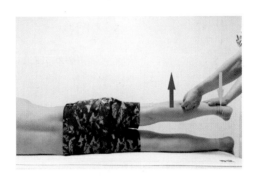

图 7-53　侧卧下肢伸直抬高抗阻再灌注治疗

（三）进针部位选取竖脊肌下端，再灌注运动治疗方案

1. 俯卧位抬臀抗阻

本再灌注活动方案主要治疗的目标肌肉包括腰方肌、竖脊肌等，具体操作方案如图 7-54（绿色箭头为医师用力方向，红色箭头为患者用力方向）。

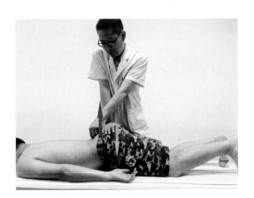

图 7-54　俯卧位抬臀抗阻再灌注治疗

2. 俯卧位抬腿左右扭臀抗阻

本再灌注活动方案主要治疗的目标肌肉包括腰方肌、竖脊肌、多裂肌、回旋肌等，具体操作方案如图 7-55，7-56（绿色箭头为医师用力方向，红色箭头为患者用力方向）。

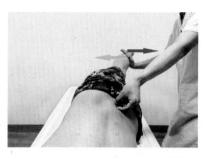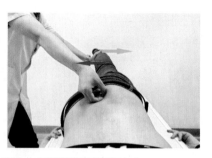

图 7-55、图 7-56　俯卧位抬腿左右扭臀抗阻再灌注治疗

（四）进针部位选取腰方肌外侧（方向向脊柱），再灌注运动治疗方案

1. 俯卧位抬臀抗阻

本再灌注活动方案主要治疗的目标肌肉包括腰方肌、竖脊肌等，具体操作方案如图 7-57（绿色箭头为医师用力方向，红色箭头为患者用力方向）。

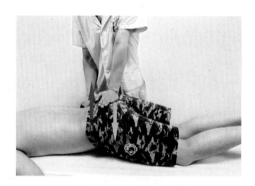

图 7-57　俯卧位抬臀抗阻再灌注治疗

2. 侧卧位抬腿抗阻

本再灌注活动方案主要治疗的目标肌肉包括腰方肌、竖脊肌等，具体操作方案如图 7-58（绿色箭头为医师用力方向，红色箭头为患者用力方向）。

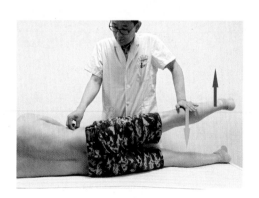

图 7-58　侧卧位抬腿抗阻再灌注治疗

3. 侧卧位向上卷腹动作

本再灌注活动方案主要治疗的目标肌肉包括腰方肌、竖脊肌等，具体操作方案如图7-59。

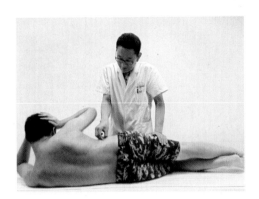

图 7-59　侧卧位向上卷腹动作再灌注治疗

（五）进针部位选取腰方肌外侧（方向向腹部），再灌注运动治疗方案

1. 侧卧位抬下肢抗阻

本再灌注活动方案主要治疗的目标肌肉包括腹内外斜肌、腹横肌、髂腰肌、腹直肌等，具体操作方案如图7-60（绿色箭头为医师用力方向，红色箭头为患者用力方向）。

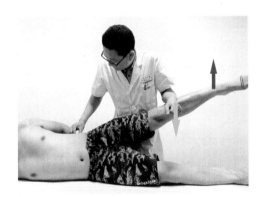

图 7-60　侧卧位抬下肢抗阻再灌注治疗

2. 平卧位卷腹抗阻

本再灌注活动方案主要治疗的目标肌肉包括腹内外斜肌、腹横肌、髂腰肌、腹直肌等，具体操作方案如图7-61（绿色箭头为医师用力方向，红色箭头为患者用力方向）。

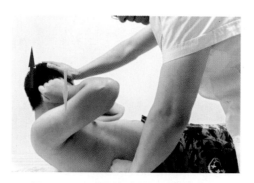

图 7-61 平卧位卷腹抗阻再灌注治疗

3. 平卧位抬下肢抗阻

本再灌注活动方案主要治疗的目标肌肉包括腹内外斜肌、腹横肌、髂腰肌、腹直肌等，具体操作方案如图 7-62（绿色箭头为医师用力方向，红色箭头为患者用力方向）。

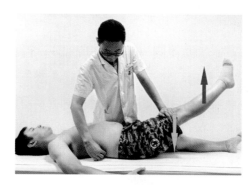

图 7-62 平卧位抬下肢抗阻再灌注治疗

（六）进针部位选取竖脊肌上段（方向向下肢），再灌注运动治疗方案

俯卧位抬臀抗阻

本再灌注活动方案主要治疗的目标肌肉包括腰方肌、竖脊肌等，具体操作方案如图 7-63（绿色箭头为医师用力方向，红色箭头为患者用力方向）。

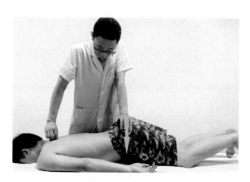

图 7-63 俯卧位抬臀抗阻再灌注治疗

（七）进针部位选取髂后上棘下方约 15cm 处（方向向臀中肌），再灌注运动治疗方案

1. 髋关节内旋抗阻

本再灌注活动方案主要治疗的目标肌肉包括臀中肌、臀小肌等，具体操作方案如图 7-64（绿色箭头为医师用力方向，红色箭头为患者用力方向）。

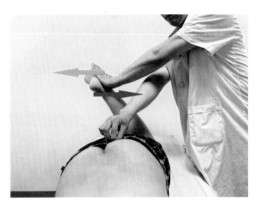

图 7-64　髋关节内旋抗阻再灌注治疗

2. 髋关节外旋抗阻

本再灌注活动方案主要治疗的目标肌肉包括臀中肌、梨状肌等，具体操作方案如图 7-65（绿色箭头为医师用力方向，红色箭头为患者用力方向）。

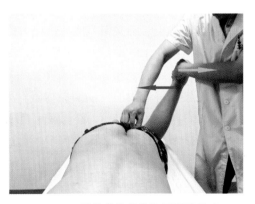

图 7-65　髋关节外旋抗阻再灌注治疗

（八）进针部位选择臀中肌上缘，再灌注运动治疗方案

侧卧位抬下肢抗阻

本再灌注活动方案主要治疗的目标肌肉包括臀中肌、臀小肌、髂胫束、腓骨长肌等，具体操作方案如图 7-66（绿色箭头为医师用力方向，红色箭头为患者用力方向）。

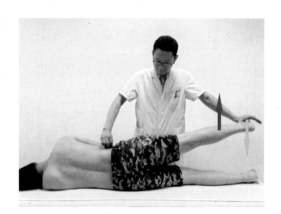

图 7-66　侧卧位抬下肢抗阻再灌注治疗

（九）注意事项

1. 浮针治疗腰椎间盘突出症，一般 3 ~ 5 次可取得明显效果，如果 3 次没有明显效果，当重新审视诊断，或者需要改变治疗方法。

2. 本病症休息非常重要，卧床休息期间，要嘱患者不可以在床上看电视、看手机。

3. 卧床休息时可建议患者适当活动腰部和下肢的肌肉，有利于恢复。

4. 可以适度做类似自由泳的运动，对于大部分的患者有利于恢复。

第九节　慢性膝关节痛

慢性膝关节痛（chronic knee pain）是指近 1 个月内反复膝关节疼痛，多与膝关节骨性关节炎、胫骨内髁炎、髌下脂肪垫炎、膝关节滑囊炎、半月板损伤等有关。可以引起本病的疾病很多，有学者认为大概存在 120 种疾病可以导致膝关节疼痛。

本病发病缓慢，男女均可发病，以中老年、肥胖人群更为多见，初期疼痛多为阵发性，可因天气变化、劳累、上下楼梯等原因使疼痛明显加重。后期患者逐渐表现为持续性或夜间疼痛，膝关节活动受限，甚至出现跛行。少数患者膝关节可有积液，关节活动时伴有弹响、摩擦音，部分患者关节肿胀，日久可见关节畸形。

一、发病机制

常规认识：大多数的研究以及教材中认为疼痛的原因是膝关节本身病变引起，主要因为患有本病患者的膝关节局部可见骨质增生、膝关节间隙变窄等骨性变化以及存在半月板、韧带损伤等情况。

浮针医学观点：骨质增生等退行性改变，不会引起疼痛，原因如下：①骨质增生都是由于应力的作用，缓慢长出来的，人体早就逐渐适应。②绝大多数的骨质增生都是钝性的，没有理由刺激软组织产生疼痛。③增生的骨质上有骨膜覆盖，不能直接接触软组织。④几乎每个高龄的老人都有骨质增生，但只有少数才是患者。

浮针医学认为，患肌的功能变化才是导致膝关节疼痛的最重要原因，具体如下为：①肌肉的长时间应力刺激可以引起骨性的变化。②膝关节及骨头里没有神经末梢，因此不可能出现疼痛。③临床上观察到，对于膝关节疼痛，先是有关节疼痛，之后才出现膝关节变形。④不仅仅是浮针，很多保守方法都有治疗效果，而这些保守方法对膝关节软骨变性及骨质增生没有直接作用。

二、主要嫌疑肌

对于患肌的查找，经过多年的实践，符仲华博士总结了推髌试验来查找引起膝关节疼痛的患肌的方法。具体方案如下。

1. 使待查膝关节屈曲成 160°左右，保持放松状态。

2. 医师 2 个拇指叠加，分别从髌骨的 4 个角向中央推动髌骨，用力柔和，速度缓慢。

3. 从一个髌骨角推动时，患者出现疼痛，或者有护痛躲避的行为，或者医师手下有摩擦感时，即为膝关节的疼痛点。

4. 标注该疼痛点，然后以解剖系统为线索查找患肌。

通过上述的膝关节疼痛患肌的寻找方法，浮针医学认为该病主要嫌疑肌分布规律为一般对应内侧（内上方、内下方）疼痛点的患肌多在大小腿的内侧，比如比目鱼肌、腓肠肌内侧头、股四头肌的股内侧肌、缝匠肌等；对应外侧（外上方、外下方）疼痛点的患肌在大小腿的外侧，如腓骨长肌、腓肠肌的外侧头、阔筋膜张肌、股四头肌的股外侧肌等。

三、治疗举例与注意事项

（一）进针部位选取胫骨前肌与腓骨长肌下段之间，再灌注运动治疗方案

1. 踝关节背伸抗阻

本再灌注活动方案主要治疗的目标肌肉包括胫骨前肌、趾长伸肌等，具体操作方案如图 7-67（绿色箭头为医师用力方向，红色箭头为患者用力方向）。

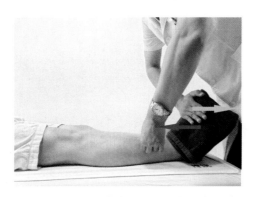

图 7-67 踝关节背伸抗阻再灌注治疗

2. 踝关节外翻抗阻

本再灌注活动方案主要治疗的目标肌肉包括腓骨长肌等，具体操作方案如图 7-68（绿色箭头为医师用力方向，红色箭头为患者用力方向）。

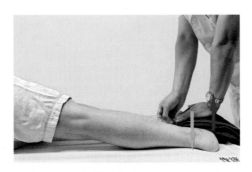

图 7-68　踝关节外翻抗阻再灌注治疗

3. 侧卧位髋关节外展抗阻

本再灌注活动方案主要治疗的目标肌肉包括腓骨长肌、髂胫束、股外侧肌等，具体操作方案如图 7-69（绿色箭头为医师用力方向，红色箭头为患者用力方向）。

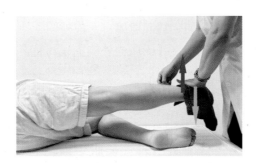

图 7-69　侧卧位髋关节外展抗阻再灌注治疗

4. 平卧位伸膝抬高下肢抗阻

本再灌注活动方案主要治疗的目标肌肉包括胫骨前肌、腓骨长肌、髂胫束、股四头肌等，具体操作方案如图 7-70（绿色箭头为医师用力方向，红色箭头为患者用力方向）。

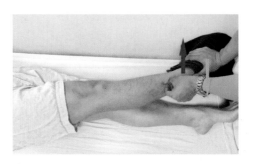

图 7-70　平卧位伸膝抬高下肢抗阻再灌注治疗

（二）进针部位选取腓肠肌内侧头下段，再灌注运动治疗方案

1. 踝关节跖屈抗阻

本再灌注活动方案主要治疗的目标肌肉包括比目鱼肌、腓肠肌等，具体操作方案如图 7-71（绿色箭头为医师用力方向，红色箭头为患者用力方向）。

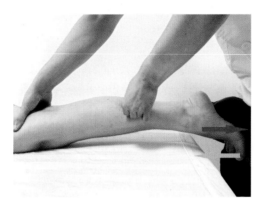

图 7-71 踝关节跖屈抗阻再灌注治疗

2. 踝关节内翻抗阻

本再灌注活动方案主要治疗的目标肌肉包括比目鱼肌、腓肠肌、股薄肌、半膜肌、半腱肌、股内侧肌等，具体操作方案如图 7-72（绿色箭头为医师用力方向，红色箭头为患者用力方向）。

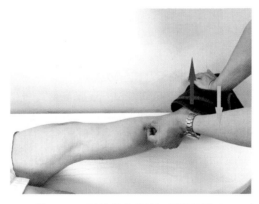

图 7-72 踝关节内翻抗阻再灌注治疗

3. 俯卧位屈膝抗阻

本再灌注活动方案主要治疗的目标肌肉包括比目鱼肌、腓肠肌、腘绳肌等，具体操作方案如图 7-73（绿色箭头为医师用力方向，红色箭头为患者用力方向）。

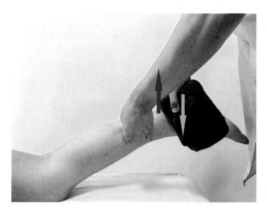

图 7-73　俯卧位屈膝抗阻再灌注治疗

（三）进针部位选取股四头肌下段，再灌注运动治疗方案

伸膝关节抗阻

本再灌注活动方案主要治疗的目标肌肉包括股四头肌等，具体操作方案如图 7-74（绿色箭头为医师用力方向，红色箭头为患者用力方向）。

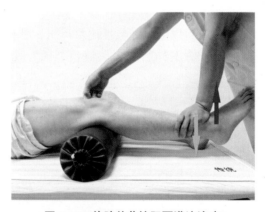

图 7-74　伸膝关节抗阻再灌注治疗

（四）进针部位选取股四头肌上段，再灌注运动治疗方案

1. 伸膝关节抗阻

本再灌注活动方案主要治疗的目标肌肉包括股四头肌等，具体操作方案如图 7-75（绿色箭头为医师用力方向，红色箭头为患者用力方向）。

2. 踝关节背伸 + 伸膝抗阻

本再灌注活动方案主要治疗的目标肌肉包括股四头肌、胫骨前肌、腓骨长肌、趾长伸肌等，具体操作方案如图 7-76（绿色箭头为医师用力方向，红色箭头为患者用力方向）。

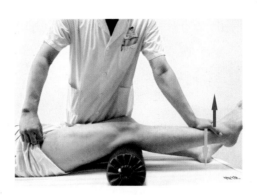

图 7-75　伸膝关节抗阻再灌注治疗

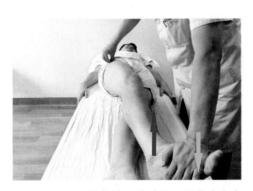

图 7-76　踝关节背伸 + 伸膝抗阻再灌注治疗

3. 踝关节背伸抗阻

本再灌注活动方案主要治疗的目标肌肉包括股四头肌、胫骨前肌等，具体操作方案如图 7-77（绿色箭头为医师用力方向，红色箭头为患者用力方向）。

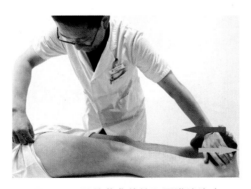

图 7-77　踝关节背伸抗阻再灌注治疗

（五）进针部位选取腹部腹直肌上段，再灌注运动治疗方案

1. 屈髋抗阻

本再灌注活动方案主要治疗的目标肌肉包括髂腰肌、腹直肌、腹斜肌等，具体操作

方案如图 7-78（绿色箭头为医师用力方向，红色箭头为患者用力方向）。

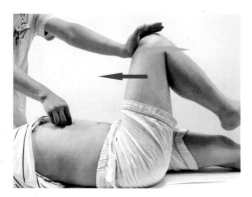

图 7-78　屈髋抗阻再灌注治疗

2. 伸膝抬高下肢抗阻

本再灌注活动方案主要治疗的目标肌肉包括髂腰肌、腹直肌、腹斜肌、股四头肌等，具体操作方案如图 7-79（绿色箭头为医师用力方向，红色箭头为患者用力方向）。

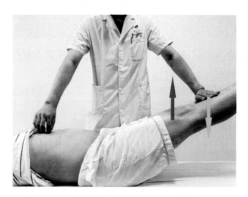

图 7-79　伸膝抬高下肢抗阻再灌注治疗

（六）进针部位选取比目鱼肌下段，再灌注运动方案

1. 踝关节跖屈抗阻

本再灌注活动方案主要治疗的目标肌肉包括比目鱼肌、腓肠肌等，具体操作方案如图 7-80（绿色箭头为医师用力方向，红色箭头为患者用力方向）。

2. 屈膝抗阻

本再灌注活动方案主要治疗的目标肌肉包括腘绳肌、腘肌、腓肠肌等，具体操作方案如图 7-81（绿色箭头为医师用力方向，红色箭头为患者用力方向）。

（七）注意事项

1. 尽量减少单次步行的时间，避免上下楼梯。

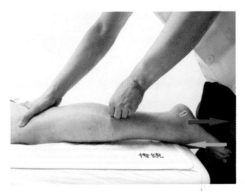

图 7-80　踝关节跖屈抗阻再灌注治疗

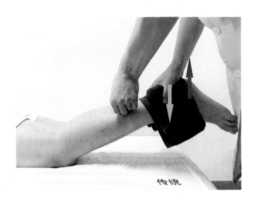

图 7-81　屈膝抗阻再灌注治疗

2. 肥胖患者要积极减肥，糖尿病患者要控制好血糖。

3. 注意局部保暖。

4. 接受治疗的患者半个月内在家被动活动相关患肌，避免过多的户外和社会活动，有利于恢复。

第十节　踝关节扭伤

踝关节扭伤（a sprained ankle），一般分为急性踝关节扭伤和陈旧性踝关节扭伤，本病是日常生活中很常见的疾病，约占全身关节软组织损伤的 80% 以上。可发生在任何年龄段，以青壮年多见。

急性踝扭伤多发生在外踝。伤后出现外踝疼痛、肿胀、局部皮肤温度升高，踝关节活动受限，不能正常负重和行走。根据韧带损伤程度和临床症状分为三级。

1. 轻度：韧带受到拉扯，造成轻微损伤或无损伤，踝关节相对稳定，局部疼痛肿胀，但无功能丧失或关节的不稳。

2. 中度：韧带部分撕裂，踝关节不稳定，关节周围有中等程度肿胀、压痛，轮廓模糊，静息时踝部也感疼痛，部分关节活动度以及稳定性降低。

3. 重度：韧带完全断裂，疼痛剧烈，局部出血，皮肤呈紫褐色，关节轮廓模糊不清，踝关节不稳定，关节活动度以及稳定度明显丧失。

一、发病机制

常规认识：急性踝关节扭伤病理变化是局部肌肉及其肌腱、韧带、筋膜受到扭转外力发生损伤，引起急性渗血、出血，因此多数教材和学者认为踝扭伤的疼痛原因为韧带和关节不稳引起。

浮针医学观点：陈旧性踝关节扭伤多数与小腿患肌相关，多因踝关节损伤后，没有及时治疗与休息，形成的患肌长久不能消除引起。对于急性踝关节扭伤伴出血时，我们不建议浮针治疗。

二、主要嫌疑肌

浮针医学认为与本病相关的主要嫌疑肌包括腓肠肌、比目鱼肌、腓骨长肌、腓骨短肌、胫骨前肌、趾长伸肌等。

三、治疗举例与注意事项

（一）进针部位选取腓骨长肌上段，再灌注运动治疗方案

1. 踝关节背伸抗阻

本再灌注活动方案主要治疗的目标肌肉包括胫骨前肌、趾长伸肌等，具体操作方案如图 7-82（绿色箭头为医师用力方向，红色箭头为患者用力方向）。

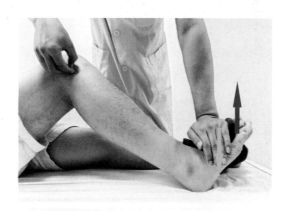

图 7-82　踝关节背伸抗阻再灌注治疗

2. 踝关节外翻抗阻

本再灌注活动方案主要治疗的目标肌肉包括腓骨长肌、腓骨短肌等，具体操作方案如图 7-83（绿色箭头为医师用力方向，红色箭头为患者用力方向）。

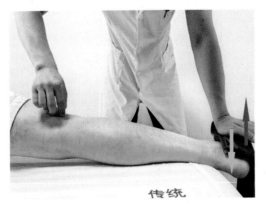

图 7-83　踝关节外翻抗阻再灌注治疗

（二）进针部位选取腓肠肌内侧头上段，再灌注运动治疗方案

踝关节内翻抗阻

本再灌注活动方案主要治疗的目标肌肉包括比目鱼肌、腓肠肌等，具体操作方案如图 7-84（绿色箭头为医师用力方向，红色箭头为患者用力方向）。

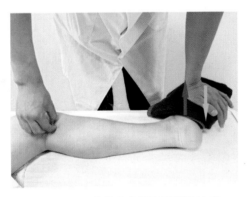

图 7-84　踝关节内翻抗阻再灌注治疗

（三）注意事项

1. 浮针的进针点不可以选择疼痛区域，也不可在红肿区域内，不然治疗非但无效，进针部位还会剧烈刺痛。

2. 治疗后 10 ~ 20 天内，尽量制动休息，少走路，尤其不能穿着高跟鞋走路。

3. 运动前做好热身活动，运动时可佩戴护踝固定踝关节，避免再次受伤。

第十一节　呃逆

呃逆（hiccup）即打嗝，是膈肌和肋间肌等辅助呼吸肌肉不随意性挛缩，伴吸气时声门突然闭锁，空气迅速流入气管内，而发出特异性声音。

呃逆频繁或持续 24h 以上，称为难治性呃逆，多继发于某些疾病。

一、发病机制

常规认识：呃逆按病理部位分为中枢性、外周性以及其他原因引起的膈肌痉挛，目前的主要观点认为在呃逆的反射弧中，传入神经为迷走神经、膈神经和胸 6 ~ 12 节段的交感神经中的向心纤维，中枢部位于脑干的呼吸中枢、第 3 ~ 5 颈髓节段、延髓网状结构，传出神经为膈神经和支配前斜角肌、肋间肌的运动神经纤维。

中枢部延髓发生器质性病变，可导致呃逆反射弧抑制功能丧失，从而产生中枢性呃逆；呃逆反射弧的向心路径受刺激，如膈神经、迷走神经受刺激，可引起周围性呃逆；其他如药物、全身麻痹、手术后、精神因素、内耳及前庭病变亦可引起呃逆。

浮针医学观点：多数的呃逆症状是由肌肉本身引起的，由于膈肌或者而其他呼吸肌出现患肌诱发的呃逆是浮针治疗的适应证。

二、主要嫌疑肌

浮针医学认为与本病的相关嫌疑肌主要包括膈肌、中段竖脊肌、上段腹直肌、肋间肌以及其他呼吸肌等。

三、治疗举例与注意事项

（一）进针部位选取腹直肌下段，再灌注运动治疗方案

1. 腹部鼓气抗阻

本再灌注活动方案主要治疗的目标肌肉包括腹直肌、膈肌等，具体操作方案如图 7-85（绿色箭头为医师用力方向，红色箭头为患者用力方向）。

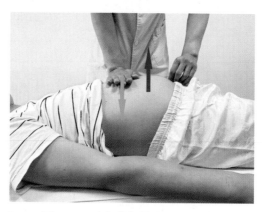

图 7-85 腹部鼓气抗阻再灌注治疗

2. 卷腹动作抗阻

本再灌注活动方案主要治疗的目标肌肉包括腹直肌、膈肌等，具体操作方案如图7-86（绿色箭头为医师用力方向，红色箭头为患者用力方向）。

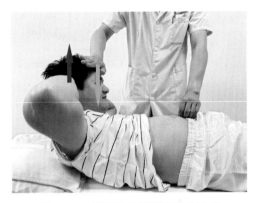

图 7-86　卷腹动作抗阻再灌注治疗

（二）进针部位选取腹部沿肋弓处，再灌注运动治疗方案

吹气球

本再灌注活动方案主要治疗的目标肌肉包括腹直肌、膈肌等，具体操作方案如图7-87。

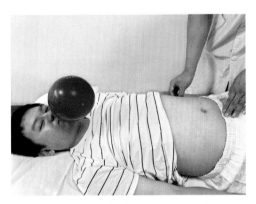

图 7-87　吹气球动作再灌注治疗

另：在治疗时也可以选取本进针点，配合深呼吸、腹部鼓气抗阻再灌注治疗方案。

（三）进针部位选取竖脊肌下段，再灌注运动治疗方案

飞燕动作抗阻

本再灌注活动方案主要治疗的目标肌肉包括竖脊肌等，具体操作方案如图7-88（绿色箭头为医师用力方向，红色箭头为患者用力方向）。

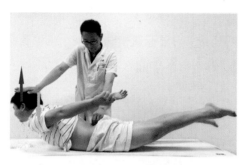

图 7-88 飞燕动作抗阻再灌注治疗

另：在治疗时也可以选取本进针点，配合下肢抬高抗阻，抬臀抗阻、仰头抗阻等再灌注治疗方案。

（四）进针部位选取竖脊肌上段，再灌注运动治疗方案

1. 俯卧位下肢抬高抗阻

本再灌注活动方案主要治疗的目标肌肉包括竖脊肌等，具体操作方案如图 7-89（绿色箭头为医师用力方向，红色箭头为患者用力方向）。

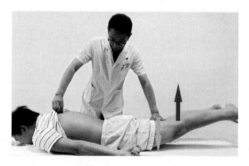

图 7-89 俯卧位下肢抬高抗阻再灌注治疗

2. 俯卧位抬臀抗阻

本再灌注活动方案主要治疗的目标肌肉包括竖脊肌等，具体操作方案如图 7-90（绿色箭头为医师用力方向，红色箭头为患者用力方向）。

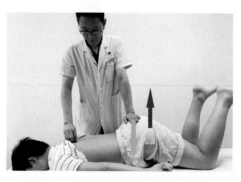

图 7-90 俯卧位抬臀抗阻再灌注治疗

（五）注意事项

1. 健康人也可发生一过性呃逆，多与饮食有关，特别在饮食过快、过饱，摄入很热或冷的食物饮料，以及外界温度变化或者过度吸烟可引起此症。因此对于本病的治疗需要清淡饮食，忌吃生冷、辛辣之物。

2. 畅情志，避免暴怒等不良情志刺激。

3. 注意腹部及相关部位的保暖。

第十二节 帕金森病

帕金森病（parkinson's disease，PD）是一种常见的神经系统疾病，老年人多见。其临床表现主要包括运动迟缓、静止性震颤、肌僵直和姿势步态障碍，同时患者可伴有抑郁、便秘和睡眠障碍等非运动症状。

帕金森病的诊断主要依靠病史、临床症状及体征。一般的辅助检查多无异常改变。药物治疗是帕金森病最主要的治疗手段，左旋多巴制剂仍是最有效的药物。此外，手术治疗是药物治疗的一种有效补充，康复治疗、心理治疗及良好的护理也能在一定程度上改善症状。目前应用的治疗手段仅仅只能改善症状，不能阻止病情的进展，也无法治愈疾病，但有效的治疗能显著提高患者的生活质量。

一、发病机制

帕金森病最主要的病理改变是中脑黑质多巴胺能神经元的变性坏死，由此引起纹状体多巴胺（dopamine，DA）含量显著性减少而发病。除多巴胺能系统外，帕金森病患者的非多巴胺能系统也有明显的受损。如基底核的胆碱能神经元、蓝斑的去甲肾上腺素能神经元、脑干中缝核的 5- 羟色胺能神经元，以及大脑皮质、脑干、脊髓、外周自主神经系统的神经元。纹状体多巴胺含量显著下降与帕金森病运动症状的出现密切相关。中脑 - 边缘系统和中脑 - 皮质系统多巴胺浓度的显著降低与帕金森病患者出现智能减退、情感障碍等密切相关。

浮针医学观点：针对静止性震颤、肌僵直，浮针治疗不占优势，但由于震颤、肌僵直、姿势障碍等引起患肌的生成，从而表现出的一些临床症状，可以通过浮针发挥积极的治疗作用，如局部躯干或肢体僵硬、酸痛、便秘等。

二、主要嫌疑肌

浮针医学认为本病没有特定的嫌疑肌群，由于帕金森病是神经系统病变，在疾病不同阶段，根据受累部位寻找嫌疑肌。

三、治疗举例与注意事项

（一）治疗举例

浮针医学根据本病的不同症状，从而采取不同的治疗方案，具体可参考颈椎病、腰椎间盘突出症、便秘等相关章节，选点进针联合再灌注运动方案治疗。

（二）注意事项

1. 浮针并不能治好帕金森病，只是缓解其临床症状。浮针治疗本病，无法引起大脑神经通路的变化，不能增加大脑内的多巴胺分泌浓度，但是可以通过浮针治疗缓解肌肉的病理性紧张状态。这要与患者及家属做好沟通，避免不必要的纠纷。

2. 嘱患者适当户外运动，多与人交流。

第十三节　面瘫

面瘫（facial paralysis）指面神经炎，主要由神经管内感染、水肿或茎乳孔出处狭窄压迫面神经引起，又称为贝尔麻痹（Bell's palsy）。

本病任何年龄均可发病，无性别差异。发病前多有受凉史，部分患者起病前 1 ~ 3 天有同侧乳突耳区疼痛。患者清晨醒来后，可发现眼闭目不全、口角歪斜，并能迅速出现病侧面部表情肌部分或完全瘫痪，额纹消失，眼裂扩大，鼻唇沟平坦，口角下垂，面部被牵向健侧，面肌运动时，因健侧面肌的收缩牵引，使上述体征更为明显。严重者病侧舌前 2/3 可有味觉减退和（或）听觉过敏。

患者通常起病后一周内进行性加重，大部分患者基本可恢复正常。有部分患者恢复不完全，可遗留一些后遗症状。

一、发病机制

常规认识：本病是由寒冷、病毒侵袭等各种因素，引起面部神经缺血水肿压迫面神经，造成神经损伤形成面神经炎，从而使面部肌肉出现一系列异常的病变。

浮针医学观点：根据面神经炎的发展规律，将病程分为 3 个期，第 1 ~ 2 周为急性期、第 2 周 ~ 6 个月为恢复期、6 个月以上为后遗症期。每个时期治疗的重点不同。

从组织胚胎学的角度上考虑，神经细胞寿命长，一旦损伤，难以修复。浮针对运动神经治疗的效果一般不佳，但是浮针对很多后遗症期的面瘫有明显的效果，推测有效的原因是本病急性期面神经受到损伤可以遗留有部分肌肉的失能，浮针能够针对性治疗运动神经损伤后造成的瘫痪无力的肌肉。

二、主要嫌疑肌

浮针医学认为与本病相关的嫌疑肌主要包括胸锁乳突肌、咬肌、额肌等。

三、治疗举例与注意事项

(一) 进针部位选取肱桡肌中上段,再灌注运动治疗方案

鼓气同时对侧转头抗阻

本再灌注活动方案主要治疗的目标肌肉包括面部表情肌、胸锁乳突肌等,具体操作方案如图 7-91 (绿色箭头为医师用力方向,红色箭头为患者用力方向)。

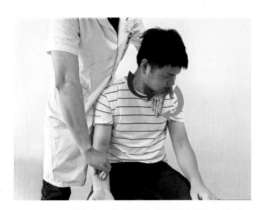

图 7-91　鼓气同时对侧转头抗阻再灌注治疗

(二) 进针部位选取下颌角 (方向向鼻尖),再灌注运动治疗方案

1. 咬牙

本再灌注活动方案主要治疗的目标肌肉包括咬肌、口轮匝肌、面部表情肌等,具体操作方案如图 7-92。

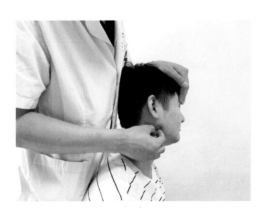

图 7-92　咬牙动作再灌注治疗

2. 嘴角上翘抗阻

本再灌注活动方案主要治疗的目标肌肉包括颧大肌、颧小肌等,具体操作方案如图

7-93（绿色箭头为医师用力方向，红色箭头为患者用力方向）。

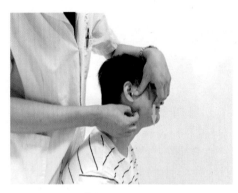

图 7-93　嘴角上翘抗阻再灌注治疗

（三）进针部位选取三角肌前束上缘，再灌注运动治疗方案

1. 鼓气、咬牙、露齿、皱眉头

本再灌注活动方案主要治疗的目标肌肉包括面部表情肌、咬肌、颧大肌、颧小肌、眼轮匝肌、额肌、口轮匝肌等，具体操作方案如图 7-94。

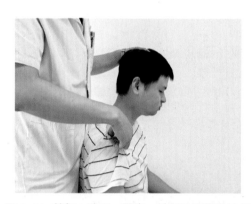

图 7-94　鼓气、咬牙、露齿、皱眉头再灌注治疗

2. 协助露齿

本再灌注活动方案主要治疗的目标肌肉包括颧大肌、颧小肌等，具体操作方案如图 7-95（绿色箭头为医师用力方向，红色箭头为患者用力方向）。

（四）进针部位选取颞肌后上部，再灌注运动治疗方案

1. 咬牙、皱眉头、闭眼、尽力睁眼

本再灌注活动方案主要治疗的目标肌肉包括额肌、眼轮匝肌、颞肌等，具体操作方案如图 7-96。

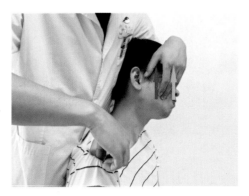

图 7-95 协助露齿再灌注治疗

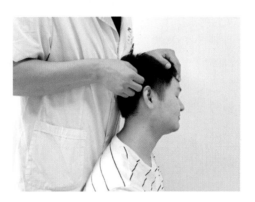

图 7-96 咬牙、皱眉头、闭眼、尽力睁眼再灌注治疗

另：在治疗时也可以选取本进针点，配合尽力睁眼等再灌注治疗方案。

2. 协助闭眼

本再灌注活动方案主要治疗的目标肌肉包括眼轮匝肌等，具体操作方案如图 7-97（绿色箭头为医师用力方向，红色箭头为患者用力方向）。

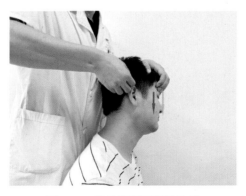

图 7-97 协助闭眼再灌注治疗

（五）注意事项

1.本病患者要注意休息，不可过度劳累，面部尽量减少冷风刺激，同时多数患者由于眼睑闭合不全，要预防眼部的并发症，保护暴露的角膜，必要时可以采取带眼罩、滴眼药水的方法。

2.年轻女性对于本病易引起焦虑情绪，医师要缓解其紧张焦虑的情绪，有助于患者疾病恢复。

第十四节　哮喘

哮喘（asthma）是支气管哮喘（bronchial asthma）的简称，是一种以慢性气道炎症和气道高反应性为特征的特异性疾病。

部分患者在发作前有打喷嚏、流鼻涕等先兆症状。本病临床表现为发作性的呼吸困难，常伴有以呼气相为主的哮鸣音，可伴有气促、胸闷或咳嗽等症状。症状可在数分钟内停止，也可持续数小时至数天，患者多于夜间和凌晨发病，也有部分患者在接触过敏原或者运动后出现哮喘症状。

一、发病机制

常规认识：诱发哮喘的原因有多种，共同的发病基础为气道的高反应性。各种刺激因素使支气管平滑肌痉挛收缩，黏膜炎症水肿，使气道狭窄，呼吸阻力增加从而出现哮喘症状。

浮针医学观点：哮喘以支气管平滑肌的痉挛为主要表现，而在支气管平滑肌痉挛的同时，外周胸廓骨骼肌也同样存在肌肉病理性紧张的表现，即浮针医学所称的"患肌"，此外，在治疗胸背部患肌后，患者的哮喘也同步消失，能够使肺功能得到有效改善。但是这里需要明确的是，浮针治疗的目标是患肌，并不能消除过敏等哮喘的诱因，如果患者体质没有改变，再次遇到诱发因素，哮喘依然会发作。

二、主要嫌疑肌

浮针医学认为与本病相关的嫌疑肌主要包括胸段竖脊肌、菱形肌、胸锁乳突肌、胸大肌、肋间肌等。

三、治疗举例与注意事项

（一）进针部位选取腰髂肋肌上段，再灌注运动治疗方案

1.俯卧位抬头抗阻

本再灌注活动方案主要治疗的目标肌肉包括竖脊肌上段等，具体操作方案如图7-98（绿色箭头为医师用力方向，红色箭头为患者用力方向）。

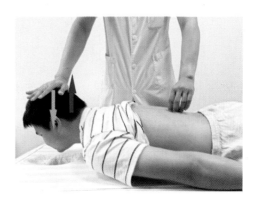

图 7-98　俯卧位抬头抗阻再灌注治疗

（二）进针部位选择双侧肱桡肌，再灌注运动治疗方案

夹胸运动抗阻

本再灌注活动方案主要治疗的目标肌肉包括胸大肌等，具体操作方案如图 7-99（绿色箭头为医师用力方向，红色箭头为患者用力方向）。

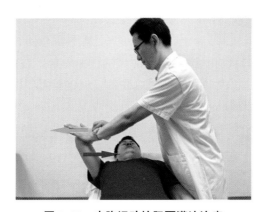

图 7-99　夹胸运动抗阻再灌注治疗

（三）注意事项

1. 浮针主要治疗的是轻中度的老年性过敏哮喘，以下情况暂不建议应用浮针治疗：发作剧烈、有严重呼吸困难的患者；伴有心脏病的患者；有喉头水肿等病症的患者。

2. 浮针治疗后要积极查找过敏原，避免哮喘的诱发因素。

3. 适度户外锻炼，增强体质。

4. 戒烟、戒酒等。

第十五节　胃痛

胃痛（stomachache）是指上腹胃脘部的疼痛。由于疼痛部位靠近心脏，因此胃痛要与心脏病变区分开。

胃痛是临床中常见的一种症状，轻者隐隐作痛，常在饭后或者夜间疼痛，重者痛如刀绞，影响日常生活，常会伴随有腹胀、恶心、嗳气、便秘、腹泻等消化系统症状。

一、发病机制

常规认识：胃痛常常为消化系统疾病的临床表现。急、慢性胃炎，消化系统溃疡，胃痉挛等都会引起胃脘部的疼痛不适。临床最多见的是慢性胃炎，该病主要是各种病因引起的胃黏膜慢性炎症或萎缩性病变，其实质是胃黏膜上皮遭受反复损害后，由于黏膜特异的再生能力，以致黏膜发生改建，最终可导致不可逆的固有腺体的萎缩，甚至消失。

浮针医学观点：浮针治疗胃痛效果很好，其中对于浅表性胃炎疗效更快，但对于萎缩性胃炎的效果难以短时取效，所花的治疗时间和次数会要多，这主要是由于胃黏膜表面发生的病理改变的程度决定的。

浮针治疗胃痛的可能机制为：浮针可以通过处理腹部患肌，改善胃炎患者的胃黏膜表面，胃平滑肌及腺体的缺血状态，使该区域的供血增加，在血液供给充分的情况下，胃黏膜修复的能力加强，胃炎的症状也随之改善。但这里需要指出的是，随着慢性胃炎的加重，胃黏膜会逐渐出现黏膜壁增厚，黏膜变薄腺体减少，甚至肠上皮细胞化生等病理变化，而胃黏膜病理改变越严重，胃黏膜自我修复所需要的时间就越长，因此采用浮针治疗的效果越差。

二、主要嫌疑肌

浮针医学认为与本病相关的主要嫌疑肌主要包括腹直肌、腹斜肌、膈肌、竖脊肌、髂腰肌等。

三、治疗举例与注意事项

（一）进针部位选取腹直肌上段（双侧），再灌注运动治疗方案

1. 仰卧位抬双下肢抗阻

本再灌注活动方案主要治疗的目标肌肉包括腹直肌、髂腰肌、腹内外斜肌、腹横肌等，具体操作方案如图 7-100（绿色箭头为医师用力方向，红色箭头为患者用力方向）。

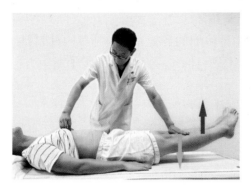

图 7-100　仰卧位抬双下肢抗阻再灌注治疗

2. 仰卧位屈髋抗阻

本再灌注活动方案主要治疗的目标肌肉包括髂腰肌、腹直肌等，具体操作方案如图
7-101（绿色箭头为医师用力方向，红色箭头为患者用力方向）。

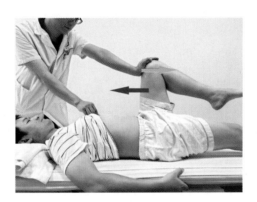

图 7-101　仰卧位屈髋抗阻再灌注治疗

3. 腹部鼓气抗阻

本再灌注活动方案主要治疗的目标肌肉包括腹直肌、腹横肌、腹内外斜肌等，具体
操作方案如图 7-102（绿色箭头为医师用力方向，红色箭头为患者用力方向）。

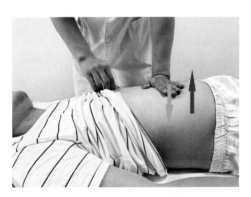

图 7-102　腹部鼓气抗阻再灌注治疗

4. 仰卧位左右旋转躯干抗阻

本再灌注活动方案主要治疗的目标肌肉包括腹内外斜肌、腹横肌、腹直肌等，具体操作方案如图 7-103、图 7-104（绿色箭头为医师用力方向，红色箭头为患者用力方向）。

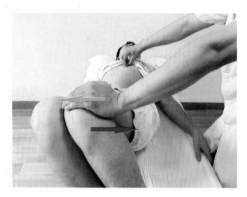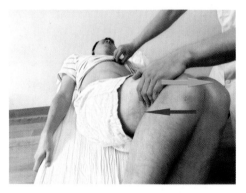

图 7-103、图 7-104　仰卧位左右旋转躯干抗阻再灌注治疗

另：在治疗时也可以选取本进针点，配合深呼吸、吹气球再灌注治疗方案。

（二）进针部位选取胫骨前肌中上段附近，再灌注运动治疗方案

1. 卷腹动作抗阻

本再灌注活动方案主要治疗的目标肌肉包括腹直肌、腹内外斜肌、腹横肌、膈肌等，具体操作方案如图 7-105（绿色箭头为医师用力方向，红色箭头为患者用力方向）。

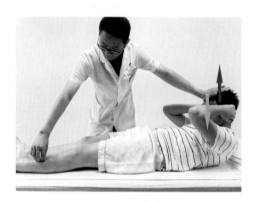

图 7-105　卷腹动作抗阻再灌注治疗

2. 腹部鼓气抗阻

本再灌注活动方案主要治疗的目标肌肉包括腹直肌、腹横肌、腹内外斜肌等，具体操作方案如图 7-106（绿色箭头为医师用力方向，红色箭头为患者用力方向）。

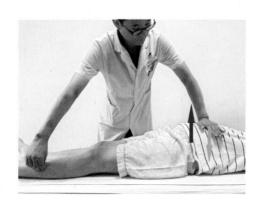

图 7-106　腹部鼓气抗阻再灌注治疗

3. 患者全身用力绷紧，踝关节背伸抗阻

本再灌注活动方案主要治疗的目标肌肉包括腹直肌、腹横肌、腹内外斜肌等，具体操作方案如图 7-107（绿色箭头为医师用力方向，红色箭头为患者用力方向）。

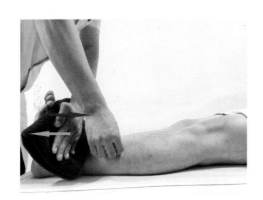

图 7-107　患者全身用力绷紧，踝关节背伸抗阻再灌注治疗

另：在治疗时也可以选取本进针点，配合深呼吸、吹气球、仰卧伸膝抬腿高抗阻再灌注治疗方案。

（三）进针部位选取腹横肌附近，再灌注运动治疗方案

1. 吹气球

本再灌注活动方案主要治疗的目标肌肉包括腹直肌、腹横肌、腹内外斜肌等，具体操作方案如图 7-108。

2. 卷腹动作抗阻

本再灌注活动方案主要治疗的目标肌肉包括腹直肌、腹横肌、腹内外斜肌、膈肌等，具体操作方案如图 7-109（绿色箭头为医师用力方向，红色箭头为患者用力方向）。

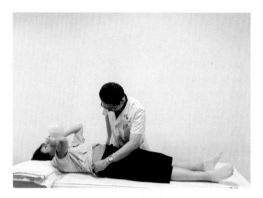

图 7-108　吹气球再灌注治疗

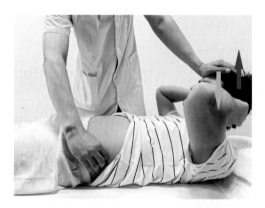

图 7-109　卷腹动作抗阻再灌注治疗

（四）进针部位选取上肢内侧，再灌注运动治疗方案

仰卧双脚抬高抗阻

本再灌注活动方案主要治疗的目标肌肉包括腹直肌、腹横肌、腹内外斜肌、膈肌等，具体操作方案如图 7-110（绿色箭头为医师用力方向，红色箭头为患者用力方向）。

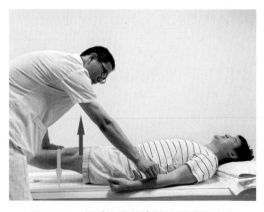

图 7-110　仰卧双脚抬高抗阻再灌注治疗

（五）注意事项

1. 胃痛原因复杂，在浮针治疗之前，需到专科明确诊断后方可治疗。
2. 戒烟忌酒，慎用，忌用对胃黏膜有损伤的药物。
3. 注意饮食，避免食用过酸、过辣、生冷不易消化的食物。

第十六节 失眠

失眠（insomnia）是指经常不能获得正常睡眠，患者对睡眠时间和（或）质量不满足并影响日间社会功能的一种主观体验。

临床表现多样，主要表现为：患者入睡困难、睡后易醒、早醒，醒后自觉难以消除疲劳、恢复体力和精力，以至于难以应对白天的工作和生活，甚至有的患者会伴随头痛、头昏、心悸、健忘、神疲乏力、心神不宁、多梦等症状。

一、发病机制

常规认识：失眠分为原发性和继发性失眠，继发性失眠不在本章的讨论范围，原发性失眠的原因非常复杂，现在研究表明皮质激素与睡眠密切相关，皮质激素是人类的应激激素，也是觉醒激素。失眠患者皮质激素水平明显降低，因此有学者指出皮质激素分泌减少是造成原发性失眠的原因之一，相关研究进一步指出女性围绝经期的失眠与低水平的孕酮、雌激素有关。

浮针医学观点：大量的临床研究表明，医师运用浮针治疗一些失眠患者某些部位的骨骼肌以后，患者失眠症状明显改善。因而我们经过总结发现，在颈项部、上背部、腹部进行浮针治疗，可以明显改善原发性失眠的症状，所以可以推测，人类在睡眠时肌肉可以最大程度地处于休息状态，如果此时形成患肌，肌肉不能正常放松，可以直接影响睡眠。

二、主要嫌疑肌

浮针医学认为与本病相关的主要嫌疑肌包括胸锁乳突肌、斜角肌、颞肌、枕肌、竖脊肌、斜方肌、冈下肌、腹直肌上段等。

三、治疗举例与注意事项

（一）治疗举例

对于本病的治疗，浮针医学强调的治疗手段主要是改善与本病相关的嫌疑肌的病理状态，具体治疗可以参考胃痛、颈椎病、哮喘等章节内容。

（二）注意事项

1. 养成规律的作息习惯。
2. 睡前避免剧烈运动，避免长时间看手机等电子产品，忌饮含咖啡因的饮料。
3. 卧室环境安静、通风、避光。

第十七节　慢性咳嗽

咳嗽（cough）是一种呼吸道常见症状，主要由于气管、支气管黏膜或胸膜受炎症、异物、物理或化学性刺激引起的病症，表现为先是声门关闭，呼吸肌收缩，肺内压升高，然后声门张开，肺内空气喷射而出，通常伴随声音。咳嗽具有清除呼吸道异物和分泌物的作用。

咳嗽作为一个症状，病因复杂，大致可分为生理性咳嗽和病理性咳嗽。生理性咳嗽是指呼吸系统因急慢性炎症或异物刺激，引发咳嗽反射，从而产生的保护性的排痰、排出异物的动作。病理性咳嗽是指排除传统的呼吸系统疾病如急慢性感染、内外源性刺激等，由呼吸系统平滑肌或邻近骨骼肌直接引起的咳嗽。

咳嗽时间持续≥8周，且X线胸片无明显肺疾病影像学证据的咳嗽称为慢性咳嗽，这种咳嗽往往是患者就诊唯一的症状。

一、发病机制

咳嗽发生的全过程主要经过短促的吸气，接着声门立即关闭，同时膈肌下降，继而呼吸肌和膈肌快速收缩，使肺内压急骤增高，然后声门突然张开，肺内高压空气喷射而出，并冲击狭窄的声门裂隙，爆发出特别的音响几个环节。咳嗽反射是重要的防御性反射，它的感受器位于喉、气管和支气管的黏膜。大支气管以上部位的感受器对机械刺激敏感，二级支气管以下的部位对化学刺激敏感。冲动经迷走神经传入延髓，触发咳嗽反射，传出神经包括迷走神经、舌咽神经、舌上神经、膈神经、脊神经等，协同完成咳嗽动作。

慢性反复咳嗽，不但影响休息，消耗体力，还可损伤肺泡、支气管的弹性，从而引发肺气肿，增加胸腹腔压力。

浮针医学观点：慢性病理性咳嗽（肌源性咳嗽），常由于咽喉、气管、肌胸廓周围的肌肉及邻近的骨骼肌产生患肌而引起，这类咳嗽病变主要在胸廓周围、气管或者咽喉周围的肌肉，所形成的患肌主要表现为紧张、痉挛，紧张的患肌对位于气管、胸壁膜上的咳嗽感受器形成机械刺激，传导至咳嗽中枢，反射性引起呼吸肌剧烈收缩，形成咳嗽。

二、主要嫌疑肌

浮针医学认为与本病相关的嫌疑肌主要包括胸锁乳突肌、舌骨上肌群、舌骨下肌群、胸大肌、胸小肌、肋间肌、竖脊肌等。

三、治疗举例与注意事项

（一）进针部位选取胸锁乳突肌下方，再灌注运动治疗方案

1. 平卧位抬头抗阻

本再灌注活动方案主要治疗的目标肌肉包括胸锁乳突肌、舌骨上肌群、舌骨下肌群等，具体操作方案如图 7-111（绿色箭头为医师用力方向，红色箭头为患者用力方向）。

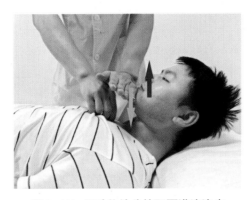

图 7-111 平卧位抬头抗阻再灌注治疗

2. 侧卧位抬头抗阻

本再灌注活动方案主要治疗的目标肌肉包括胸锁乳突肌、舌骨上肌群、舌骨下肌群等，具体操作方案如图 7-112（绿色箭头为医师用力方向，红色箭头为患者用力方向）。

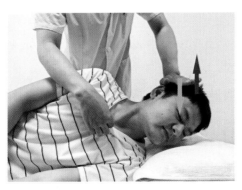

图 7-112 侧卧位抬头抗阻再灌注治疗

（二）进针部位选取腰髂肋肌上段，再灌注运动治疗方案

1. 俯卧位抬肩及手臂抗阻

本再灌注活动方案主要治疗的目标肌肉包括竖脊肌等，具体操作方案如图 7-113

（绿色箭头为医师用力方向，红色箭头为患者用力方向）。

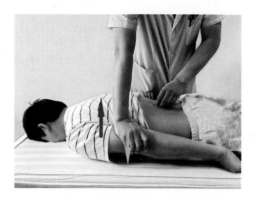

图 7-113　俯卧位抬肩及手臂抗阻再灌注治疗

2. 俯卧位抬头抗阻

本再灌注活动方案主要治疗的目标肌肉包括竖脊肌等，具体操作方案如图 7-114
（绿色箭头为医师用力方向，红色箭头为患者用力方向）。

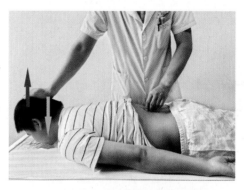

图 7-114　俯卧位抬头抗阻再灌注治疗

（三）进针部位选取肱桡肌中上段，再灌注运动治疗方案

仰卧位高举上抬手臂动作抗阻

本再灌注活动方案主要治疗的目标肌肉包括胸大肌、胸小肌、肋间肌等，具体操作
方案如图 7-115（绿色箭头为医师用力方向，红色箭头为患者用力方向）。

（四）注意事项

1. 本病寻找患肌是治疗的关键，治疗准确多数可以达到立竿见影的效果。

2. 勿进食生冷，畅情志，减少长期伏案工作时间，劳逸结合。

3. 戒烟，远离粉尘环境，遇到冷空气，注意保暖。

4. 适度进行体育锻炼。

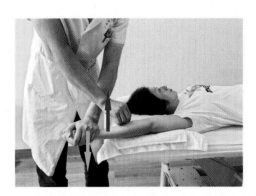

图 7-115　仰卧位高举上抬手臂动作抗阻再灌注治疗

第十八节　乳腺增生

乳腺增生（mammary gland hyperplasia）是乳腺正常发育和退化过程失常，进而导致的一种良性乳腺疾病，本质上是由于乳腺和其间质不同程度地增生及复旧不全，而引起的乳腺正常结构紊乱。好发于中年妇女，青少年和绝经后妇女也有发生。

本病主要表现为乳房疼痛，可触及结节。乳腺增生有多种类型，如单纯小叶增生型，伴导管上皮增生型等。

一、发病机制

常规认识：乳腺增生主要的病理变化为乳腺上皮和纤维组织增生，伴随着乳腺组织导管和乳小叶在结构上的退行性病变。一般认为其发病与卵巢内分泌失调及精神因素有关。乳腺增生多属于良性增生，少数患者有恶变。

浮针医学观点：乳腺增生不仅与内分泌有关，而且与胸部患肌相关。由于胸部患肌的存在，导致乳腺及胸部血液循环异常，从而影响到组织的新陈代谢和修复功能。理由如下：乳腺增生的病例多存在胸部肌肉出现病理性紧张的患肌。②患肌治疗后，乳腺疼痛症状可以立即得到改善。③浮针不能影响内分泌功能。

二、主要嫌疑肌

浮针医学认为与本病相关的主要嫌疑肌包括肱二头肌、胸大肌、胸小肌、前锯肌等胸部相关肌肉。

三、治疗举例与注意事项

（一）进针部位选取肱桡肌中上段，再灌注运动治疗方案

1. 仰卧位夹胸抗阻

本再灌注活动方案主要治疗的目标肌肉包括胸大肌、肱二头肌等，具体操作方案如图 7-116（绿色箭头为医师用力方向，红色箭头为患者用力方向）。

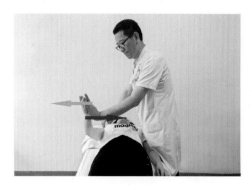

图 7-116　仰卧位夹胸抗阻再灌注治疗

2. 仰卧位抬肩抗阻

本再灌注活动方案主要治疗的目标肌肉包括胸小肌等，具体操作方案如图 7-117（绿色箭头为医师用力方向，红色箭头为患者用力方向）。

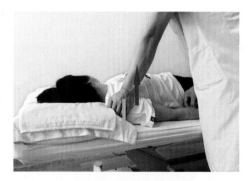

图 7-117　仰卧位抬肩抗阻再灌注治疗

（二）进针部位选取腋中线，约第 12 肋骨附近，再灌注运动治疗方案

仰卧位双手交叉伸直上抬抗阻

本再灌注活动方案主要治疗的目标肌肉包括前锯肌等，具体操作方案如图 7-118

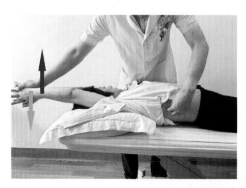

图 7-118　仰卧位双手交叉伸直上抬抗阻再灌注治疗

（绿色箭头为医师用力方向，红色箭头为患者用力方向）。

（三）注意事项

1. 乳腺增生的诊断应首先鉴别乳腺良、恶性肿瘤。
2. 保持良好的心态，控制情绪，保持心情舒畅。
3. 建立好良好的生活方式，作息规律，不可熬夜。

第十九节　痛风

痛风（gout）是尿酸盐沉积所致的晶体相关性关节病，与嘌呤代谢紊乱和（或）尿酸排泄减少所致的高尿酸血症直接相关，特指急性特征性关节炎和慢性痛风石疾病，主要包括急性发作性关节炎、痛风石形成、痛风石性慢性关节炎、尿酸盐肾病和尿酸性尿路结石，重者可出现关节残疾和肾功能不全。

临床多见于40岁以上男性，女性多在围绝经期后发病，近年来发病有年轻化趋势。该病多在午夜或清晨突然起病，关节剧痛，数小时内受累关节出现红、肿、热、痛和功能障碍。本病好发于脚趾及趾跖关节，其中又以脚拇指关节及拇趾跖关节为最常见，其次为跗、踝、跟、手指关节，再次为掌指关节及腕、肘、膝关节等。较大的关节如髋、肩、骶髂关节受累机会较小。

一、发病机制

常规认识：痛风性关节炎是由于尿酸盐沉积在关节囊、滑囊、软骨、骨质和其他组织所引起的疾病，可有明显红、肿、热、痛的炎性反应及关节活动障碍，多因饮食、劳累、温度、气压、创伤等原因诱发。本病可分为急性关节炎期、间歇期、慢性关节炎期。

浮针医学观点：尿酸盐沉积在关节引起关节炎症，可以导致关节附近肌肉产生患肌，患肌的存在可加重关节疼痛。

二、主要嫌疑肌

浮针医学认为与本病相关的嫌疑肌分布在患病关节周围，因此运用浮针治疗本病时，主要在患病关节附近寻找患肌。

三、治疗举例与注意事项

（一）以踝关节病痛为例，进针部位选取腓骨长肌上端附近，再灌注运动治疗方案

1. 踝关节背伸抗阻

本再灌注活动方案主要治疗的目标肌肉包括胫骨前肌、趾长伸肌等，具体操作方案

如图 7-119（绿色箭头为医师用力方向，红色箭头为患者用力方向）。

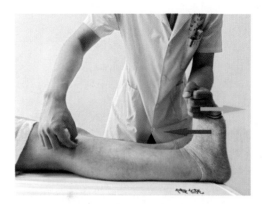

图 7-119　踝关节背伸抗阻再灌注治疗

2. 侧卧位踝关节外翻抗阻

本再灌注活动方案主要治疗的目标肌肉包括腓骨长肌、腓骨短肌等，具体操作方案如图 7-120（绿色箭头为医师用力方向，红色箭头为患者用力方向）。

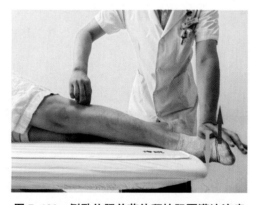

图 7-120　侧卧位踝关节外翻抗阻再灌注治疗

（二）以踝关节病痛为例，进针部位选取腘横纹中点下约 5cm，再灌注运动治疗方案

踝关节跖屈抗阻

本再灌注活动方案主要治疗的目标肌肉包括腓肠肌、比目鱼肌等，具体操作方案如图 7-121（绿色箭头为医师用力方向，红色箭头为患者用力方向）。

（三）**注意事项**

1. 浮针治疗痛风性关节炎，并非是其擅长的适应证，临床只能缓解一些症状，此要与患者做好沟通，防止患者期望过高，影响医患关系。

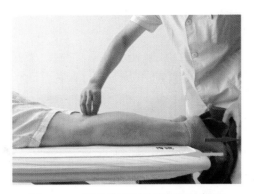

图 7-121 踝关节跖屈抗阻再灌注治疗

2.痛风患者必须改变生活方式，低嘌呤饮食，减少肉类和海鲜等摄入，多饮水，戒烟酒。

3.如果饮食调整仍难以控制高尿酸，需要应用药物控制尿酸。

4.注意心血管和其他代谢系统疾病。

5.注意休息，减少患部关节活动。

第二十节 习惯性便秘

习惯性便秘（habitual constipation）是指长期的、慢性的功能性便秘，分为结肠性便秘和直肠性便秘。本病主要好发于中老年人。

便秘临床表现为排便次数减少、粪便干硬和（或）排便困难。排便次数减少指每周排便少于 3 次，排便困难包括排便费力、排出困难、排便不尽感、排便费时以及需手法辅助排便。慢性便秘病程至少为 6 个月。

一、发病机制

常规认识：便秘根据有无器质性病变，分为功能性便秘与器质性便秘，或称原发性便秘与继发性便秘。如果能排除便秘的器质性病因，如胃肠道疾病、累及消化道的系统性疾病如糖尿病、神经系统疾病等，即可诊断为功能性便秘，功能性便秘的病理生理学机制尚未完全阐明，可能与结肠传输和排便功能紊乱有关。

浮针医学观点：临床实践表明功能性的便秘是浮针的适应证，可能因本病与腹部以及盆底部肌肉的病理性紧张有关。肠道周围小肌肉如耻骨直肠肌发生痉挛、肥厚使直肠盆底出口处发生相对性狭窄，造成腹腔内的肠道传输能力障碍，不能及时下传肠内容物，从而造成排便延迟。

二、主要嫌疑肌

浮针医学认为引起便秘的主要嫌疑肌包括腹直肌、腹斜肌、腹横肌、髂腰肌、股直肌、盆底肌等。

三、治疗举例与注意事项

(一) 进针部位选取左腿股直肌下段，再灌注运动治疗方案

1. 腹部鼓气抗阻

本再灌注活动方案主要治疗的目标肌肉包括腹直肌、腹内外斜肌、腹横肌、盆底肌等，具体操作方案如图 7-122（绿色箭头为医师用力方向，红色箭头为患者用力方向）。

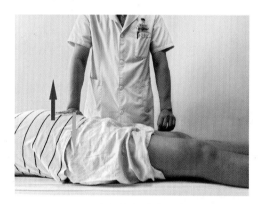

图 7-122 腹部鼓气抗阻再灌注治疗

2. 卷腹动作抗阻

本再灌注活动方案主要治疗的目标肌肉包括腹直肌、腹内外斜肌、腹横肌等，具体操作方案如图 7-123（绿色箭头为医师用力方向，红色箭头为患者用力方向）。

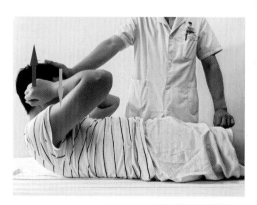

图 7-123 卷腹动作抗阻再灌注治疗

3. 侧卧位抬高下肢抗阻

本再灌注活动方案主要治疗的目标肌肉包括腹直肌、腹内外斜肌、腹横肌等，具体操作方案如图 7-124（绿色箭头为医师用力方向，红色箭头为患者用力方向）。

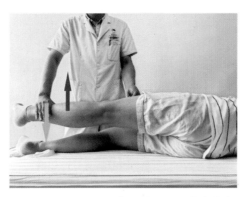

图 7-124 侧卧位抬高下肢抗阻再灌注治疗

另：在治疗时也可以选取本进针点，配合深呼吸、吹气球再灌注治疗方案。

（二）进针部位选取肚脐左侧（方向向外侧），再灌注运动治疗方案

侧卧位抬高下肢抗阻

本再灌注活动方案主要治疗的目标肌肉包括腹直肌、腹内外斜肌、腹横肌等，具体操作方案如图 7-125（绿色箭头为医师用力方向，红色箭头为患者用力方向）。

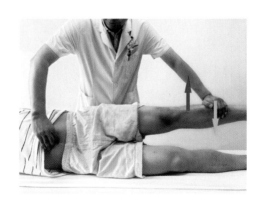

图 7-125 侧卧位抬高下肢抗阻再灌注治疗

另：在治疗时也可以选取本进针点，配合卷腹动作抗阻等再灌注治疗方案。

（三）进针部位选取左侧腰方肌外侧（方向向内侧），再灌注运动治疗方案

侧卧屈膝屈髋抗阻

本再灌注活动方案主要治疗的目标肌肉包括髂腰肌等，具体操作方案如图 7-126（绿色箭头为医师用力方向，红色箭头为患者用力方向）。

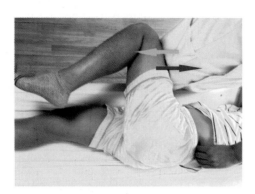

图 7-126　侧卧屈膝屈髋抗阻再灌注治疗

　　另：在治疗时也可以选取本进针点，配合抬高下肢、卷腹动作抗阻等再灌注治疗方案。

（四）注意事项

　　1. 不是所有的便秘都是浮针适应证，肿瘤、炎症性肠炎、直肠黏膜脱垂等各种原因引起肠腔器质性狭窄梗阻不是浮针适应证。

　　2. 养成良好的排便习惯，争取每日定时排便。

　　3. 改善饮食结构，适当增加水和富含纤维食物的摄入。

　　4. 避免久坐，适当加强户外运动。

第二十一节　股骨头缺血性坏死

　　股骨头坏死（necrosis of the femoral head）是指股骨头静脉瘀滞、动脉供血受损或中断，使骨细胞、骨髓成分死亡，继而引起骨组织坏死，导致股骨头结构改变、塌陷，引起髋关节疼痛及功能障碍的疾病。

　　本病临床上多以髋部、臀部、腹股沟区的疼痛为主要表现，偶有膝关节疼痛，髋关节活动受限等症状。

一、发病机制

　　常规认识：本病分为创伤性和非创伤性两类，创伤性可由股骨头颈骨骨折、髋臼骨折、髋关节脱位、髋部严重扭伤或挫伤等导致，非创伤性的诱发因素较多，我国主要病因为皮质类固醇类药物的应用、长期饮酒过量、减压病、血红蛋白病、自身免疫病等。

　　浮针医学观点：股骨头血运主要来源于关节囊动脉和圆韧带动脉，如果重要的血管遭到破坏，可通过另一组血管吻合代偿维持股骨头血运，如果吻合不好，代偿不完全或多组血管同时遭到破坏，可以发生并且加重股骨头坏死。

　　股骨头的血液供应为多渠道，一般血管是穿行在肌肉间隙中，若肌肉发生病理性变化，即肌肉处于痉挛状态时，则可压迫周围血管，导致周围血管压力增高，血管的血流动力学受到影响，致使股骨头的血液循环障碍。长此以往，可以形成股骨头的缺血坏死。

二、主要嫌疑肌

浮针医学认为与本病相关的主要嫌疑肌包括腹横肌、腹斜肌、臀大肌、臀中肌、臀小肌、阔筋膜张肌、髂腰肌、股四头肌、股内收肌群等。

三、治疗举例与注意事项

（一）进针部位选取腓肠肌外侧头中下段，再灌注运动治疗方案

侧卧位下肢抬高抗阻

本再灌注活动方案主要治疗的目标肌肉包括髂胫束、股四头肌外侧头、臀中肌、臀小肌、臀大肌、腰方肌、腹内外斜肌、腹横肌等，具体操作方案如图 7-127（绿色箭头为医师用力方向，红色箭头为患者用力方向）。

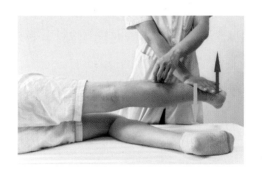

图 7-127 侧卧位下肢抬高抗阻再灌注治疗

（二）进针部位选取腓肠肌中下段，再灌注运动治疗方案

1. 俯卧位髋关节内旋抗阻

本再灌注活动方案主要治疗的目标肌肉包括臀中肌、臀小肌等，具体操作方案如图 7-128（绿色箭头为医师用力方向，红色箭头为患者用力方向）。

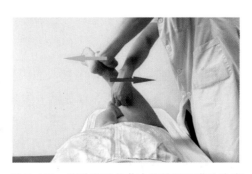

图 7-128 俯卧位髋关节内旋抗阻再灌注治疗

2. 俯卧位髋关节外旋抗阻

本再灌注活动方案主要治疗的目标肌肉包括臀中肌等，具体操作方案如图 7-129（绿色箭头为医师用力方向，红色箭头为患者用力方向）。

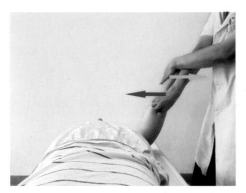

图 7-129　俯卧位髋关节外旋抗阻再灌注治疗

（三）进针部位选取腰方肌外侧（方向向腹部），再灌注运动方案

1. 仰卧抬下肢抗阻

本再灌注活动方案主要治疗的目标肌肉包括腹直肌、腹内外斜肌、腹横肌、髂腰肌等，具体操作方案如图 7-130（绿色箭头为医师用力方向，红色箭头为患者用力方向）。

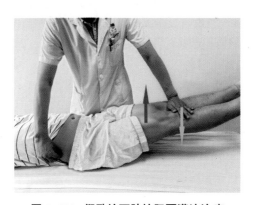

图 7-130　仰卧抬下肢抗阻再灌注治疗

2. 侧卧位抬双下肢抗阻

本再灌注活动方案主要治疗的目标肌肉包括腹直肌、腹内外斜肌、腹横肌等，具体操作方案如图 7-131（绿色箭头为医师用力方向，红色箭头为患者用力方向）。

3. 仰卧位屈膝屈髋抗阻

本再灌注活动方案主要治疗的目标肌肉包括髂腰肌等，具体操作方案如图 7-132（绿色箭头为医师用力方向，红色箭头为患者用力方向）。

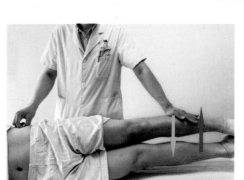

图 7-131 侧卧位抬双下肢抗阻再灌注治疗

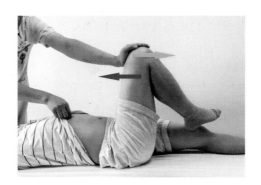

图 7-132 仰卧位屈膝屈髋抗阻再灌注治疗

（四）进针部位选取臀中肌上方，再灌注运动治疗方案

1. 髋关节内旋抗阻

本再灌注活动方案主要治疗的目标肌肉包括臀中肌、臀小肌等，具体操作方案如图 7-133（绿色箭头为医师用力方向，红色箭头为患者用力方向）。

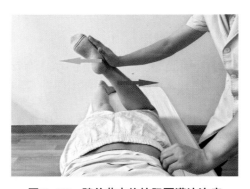

图 7-133 髋关节内旋抗阻再灌注治疗

2. 髋关节外旋抗阻

本再灌注活动方案主要治疗的目标肌肉包括臀中肌、梨状肌等，具体操作方案如图

7-134（绿色箭头为医师用力方向，红色箭头为患者用力方向）。

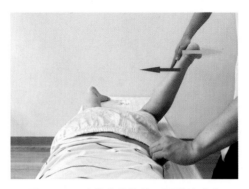

图 7-134 髋关节外旋抗阻再灌注治疗

3. 侧卧位抬下肢抗阻

本再灌注活动方案主要治疗的目标肌肉包括臀中肌、臀小肌、臀大肌、阔筋膜张肌、股四头肌等，具体操作方案如图 7-135（绿色箭头为医师用力方向，红色箭头为患者用力方向）。

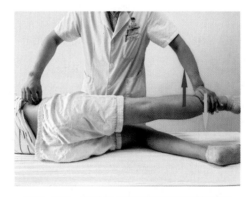

图 7-135 侧卧位抬下肢抗阻再灌注治疗

（五）进针部位选取股内侧肌下缘，再灌注运动治疗方案

仰卧位屈膝上抬膝盖抗阻

本再灌注活动方案主要治疗的目标肌肉包括股内收肌群等，具体操作方案如图 7-136（绿色箭头为医师用力方向，红色箭头为患者用力方向）。

（六）注意事项

1. 股骨头坏死治疗之前需要诊断明确，要详查发病原因，积极祛除发病原因，如为其他疾病导致的股骨头坏死，原发病不除，则本病难以临床治愈，这一点需要与患者沟通好。

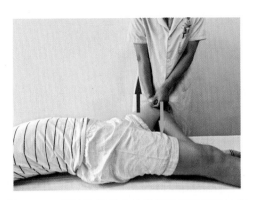

图 7-136　仰卧位屈膝上抬膝盖抗阻再灌注治疗

2. 本病治疗时间较长，一般需要几个月，治疗目标为阻止病情在影像学上的恶化，不影响正常生活。

3. 平时要注意保暖，忌烟酒，禁用激素类药物。

4. 不可以长时间站立和行走，每次走路不超过 500 ～ 1000 米，超过 500 米，需要停下休息，切忌可持续行走。

第二十二节　漏尿

漏尿（urine leakage）俗称尿失禁，但这里，我们认为还是要将这两个概念进行区分。尿失禁定义为"任何尿液不自主地流出"，该定义描述了患者或其护理者观察到存在任何尿液不自主流出的症状。此外，尿失禁还可以根据体征及尿流动力学表现进一步分类。

尿失禁通常是指大脑没有意识，不能自主控制，患者在不知不觉中出现尿液流出，小便流出后才会知晓。本病多发生在神经系统受损的情况下。漏尿是自己知道，但是控制不住，多在大笑、咳嗽、打喷嚏、听到流水声等情况下出现。

一、发病机制

常规认识：现代医学将漏尿归为尿失禁范畴，尿失禁分为压力性尿失禁、急迫性尿失禁和混合性尿失禁 3 大类，现在已经认识到漏尿多于肌肉有关，虽然肌肉导致的漏尿机制现在仍无统一认识，但现代医学已经证实漏尿与肌肉存在着明确的关系。

浮针医学观点：浮针医学认为多因盆底肌肉和膀胱尿道括约肌不能够正常"工作"所致，该症状多与患肌有明确关系，患肌形成我们认为可能因下列几种情况。

1. 分娩时难产，第二产程延长或接受产钳操作等，损伤盆底肌肉或伤及周围筋膜组织。

2. 会阴部的手术史，可能损伤尿道周围组织。

3. 绝经后妇女性激素水平降低所致盆底肌张力减低，尿道收缩力下降。

4. 在上述的基础上，便秘，肺部疾患和慢性咳嗽等致腹压增高，导致尿液漏出，过度肥胖也是发生尿液漏出的原因。

二、主要嫌疑肌

浮针医学认为与本病相关的嫌疑肌主要包括腹直肌下段、腹斜肌、大腿内收肌群、股四头肌内侧头以及盆底肌等。

三、治疗举例与注意事项

（一）进针部位选取大腿内侧膝关节上方，再灌注运动治疗方案

仰卧位屈膝屈髋抗阻

本再灌注活动方案主要治疗的目标肌肉包括股内收肌群、盆底肌群等，具体操作方案如图 7-137（绿色箭头为医师用力方向，红色箭头为患者用力方向）。

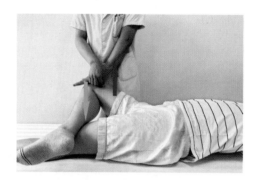

图 7-137　仰卧位屈膝屈髋抗阻再灌注治疗

（二）进针部位选取腹直肌上段，再灌注运动治疗方案

仰卧位抬双下肢抗阻

本再灌注活动方案主要治疗的目标肌肉包括腹内外斜肌、腹横肌、髂腰肌、股四头肌等，具体操作方案如图 7-138（绿色箭头为医师用力方向，红色箭头为患者用力方向）。

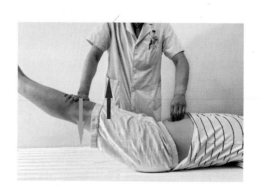

图 7-138　仰卧位抬双下肢抗阻再灌注治疗

（三）注意事项

1. 要将漏尿与尿失禁区分开来，神经损伤引起的尿失禁，不是浮针的适应证。
2. 治疗后嘱患者行盆底肌锻炼，如提肛运动等。
3. 提倡蹲式排便，有益于盆底肌张力维持或提高。

参考文献 ▷▷▷▷

［1］张心曙.腕踝针疗法［M］.北京：人民军医出版社，1990：1.

［2］邱茂良主编.针灸学［M］.上海：上海科学技术出版社，1985：321.

［3］费伦，承焕生，蔡得亨，等.经络物质基础及其功能性特征的实验探索和研究展望［J］.科学通报，1998，43（6）：658-672.

［4］薛立功，张海荣.经筋理论与临床疼痛诊疗学［M］.北京：中国中医药出版社，2002：5.

［5］Wolfe F.The American College of Rheumatology 1990 criteria for the classification of fibromyalgia：report of the Multicenter Criteria Committee［J］.Arthritis Rheum, 1990, 33（2）:160-172.

［6］Smythe H A, Moldofsky H .Two contributions to understanding of the "fibrositis" syndrome［J］. Bull Rheum Dis,1977, 28（1）: 928-931.

［7］Fassbender HG, Martens KD.Critical considerations of the pathogenesis of "soft tissue rheumatism"（fibromya!gia）and its therapeutic consequences［J］.Zeitschrift für Orhtopadie und Ihre Grenzgebiete,1992,130（2）: 99-103.

［8］Travell J,Rinzler S,Herman M.Pain and disability of the shoulder and arm［J］.Journal of the American Medical Association,1942,120（6）:417.

［9］Reynolds M D.Myofascial Trigger point syndromes in the practice of rheumatology［J］. Archives of Physical Medicine and Rehabilitation,1981,62（3）:111-114.

［10］特拉维尔，西蒙斯.肌筋膜疼痛与机能障碍激痛点手册［M］.北京：人民军医出版社，2015：109-110.

［11］Hubbard D R, Berkoff G M.Myofascial Trigger Points Show Spontaneous Needle EMG Activity ［J］. Spine,1993,18（13）:1803-1807.

［12］Chen Q, Bensamoun S, Basford JR, et al. An KN Identification and quantification of myofascial taut bands with magnetic resonance elastography［J］.Arch Phys Med Rehabil, 2007, 88（12）:1658-61.

［13］Simons DG. New views of myofascial trigger points：etiology and diagnosis［J］.Arch Phys Med Rehabil, 2008, 89（1）:157-9.

［14］Hsieh YL, Kao MJ, Kuan TS, et al. Dry Needling to a key myofascial trigger point may reduce the irritability of satellite MTrPs［J］. Am J Phys Med Rehabil, 2007（5）:397-403.

［15］Shah JP, Danoff JV, Desai MJ, et al. Biochemicals associated with pain and inflammation are elevated in sites near to and remote from active myofascial trigger points［J］. Arch Phys Med Rehabil, 2008, 89（1）:16-23.